The Real Sense of Natural Therapy
Der wirkliche Sinn natürlicher Heilverfahren

English | Deutsch

Hinomoto no Mikoto Masahilo Nakazono
Deutsch von Pierre Kynast

The Real Sense of Natural Therapy

Der wirkliche Sinn natürlicher Heilverfahren

Hinomoto no Mikoto
Masahilo Nakazono

English | Deutsch

Deutsch von Pierre Kynast

pkp Verlag
2022

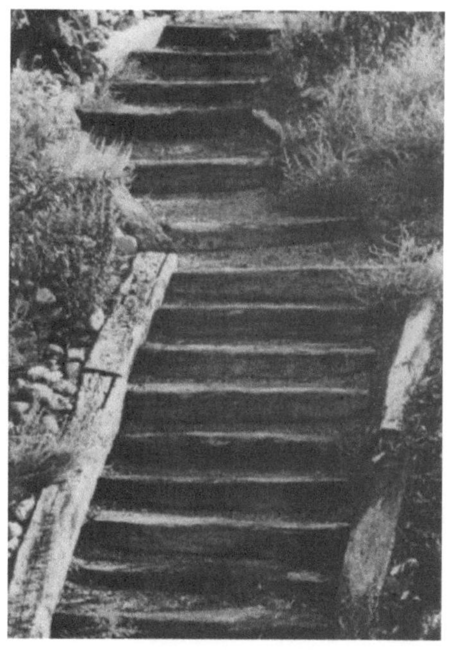

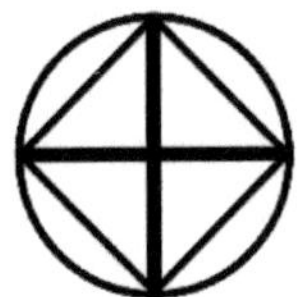

E n g l i s h   t e x t

THE REAL SENSE OF NATURAL THERAPY

MIKOTO MASAHILO NAKAZONO

About The Author, photographs, and the Comparative Chart of Yin/Yang taken from: Guide to Inochi (Life) Medicine. Copyright © 1985, Masahilo M. Nakazono

Published by Kototama Books
www.kototamabooks.com

ISBN-13: 978-0-9716674-3-3
ISBN-10: 0-9716674-3-8

Originally edited by Sarai Saporta, 1992.
Printed by Piñon Fast Print, Santa Fe, New Mexico, 2001.
Second printing: 2005.

Schlagworte

Naturheilverfahren, natürliche Heilverfahren, Gesundheit, Selbstheilung, Ernährung, Bewegung, Atmung, Heilmittel, Kototama, Das Wort, Lebensprinzip, Kototama Books

Impressum

The Real Sense of Natural Therapy
Der wirkliche Sinn natürlicher Heilverfahren

Hinomoto no Mikoto Masahilo Nakazono
Deutsch von Pierre Kynast

Zweisprachige Ausgabe: Englisch und Deutsch

Englischer Text: © Masahilo Nakazono, 1992
Deutscher Text: © Pierre Kynast, Merseburg, Deutschland, April 2022

Erste Ausgabe: © pkp Verlag, Pierre Kynast, Merseburg, Deutschland, August 2022 – Internet: www.pkp-verlag.de E-Mail: info@pkp-verlag.de – Herstellung und Vertrieb: Books on Demand GmbH, Norderstedt – Paperback ISBN 9783943519556 –   E-Book ISBN 9783943519563

Preface of the Translator

Already the work on the translation of Mikoto Masahilo Nakazono's book: *INOCHI – The Book of Life* provided tremendous growth in my own personal development and great joy. Now the translation of *The Real Sense of Natural Therapy* was again a joyful and deeply meaningful experience for me. In this book, too, I have endeavoured to give preference to precise translation over pleasing expression. Furthermore, I have tried to stick to the German terms and words that I have already used in *INOCHI* (see also my preface there). Nevertheless, in the present book I have allowed myself a little more freedom in transcription where appropriate to the nature of the text at hand.

Unlike the translation of *INOCHI*, I have – since the individual paragraphs in the present book are usually longer than there – allowed page breaks within a paragraph. On the whole, this edition is also largely identical in pages to the print edition of the original English text, © 2005. The English text was again carefully reviewed for the translation and a few errors were corrected.

[…] marks my omissions or insertions in the German translation also in this book. The paragraphs of the German text are numbered, as usual, to facilitate citation.

Vorwort des Übersetzers

Bereits die Übersetzung von Mikoto Masahilo Nakazonos Buch: *INOCHI – Das Buch des Lebens* hat mir außerordentlichen Gewinn in meiner persönlichen Entwicklung und große Freude bereitet. Die Übersetzung von *Der wirkliche Sinn natürlicher Heilverfahren* war nun ebenfalls eine sehr fruchtbare und freudige Tätigkeit für mich. Auch bei diesem Buch bin ich bestrebt gewesen, die präzise Übersetzung dem gefälligen Ausdruck vorzuziehen. Darüber hinaus habe ich mich bemüht, an den deutschen Begriffen und Worten festzuhalten, die ich bereits in *INOCHI* verwendet habe (siehe dazu auch mein Vorwort dort). Dennoch habe ich mir bei dem vorliegenden Buch etwas mehr Freiheit bei der Übertragung erlaubt, wo es der Art des vorliegenden Textes angemessen ist.

Anders als bei der Übersetzung von *INOCHI* habe ich – da die einzelnen Absätze im vorliegenden Buch meist länger sind als dort – Seitenumbrüche innerhalb eines Absatzes zugelassen. Im Großen und Ganzen ist auch diese Ausgabe weitestgehend seitenidentisch mit der Druckausgabe des englischen Originaltextes, © 2005. Der englische Text wurde für die Übersetzung nochmals sorgfältig durchgesehen und einige wenige Fehler wurden korrigiert.

[…] kennzeichnet auch in diesem Buch meine Auslassungen oder Einfügungen in der deutschen Übersetzung. Die Absätze des deutschen Textes sind, wie gehabt, durchnummeriert, um die Zitation zu erleichtern.

My sincere thanks again to Kototama Books for their friendly
cooperation and permission to publish this bilingual edition.

The cover picture of the book shows the stairs to the Kototama
Institute, the school and Aikido dojo of O Sensei Nakazono in Santa
Fe, New Mexico, as I learned from Jeannie Smith, who often climbed
these stairs joyfully in her time and who supported me in this
translation. I would also like to thank Jana Oversberg-Mann for
proofreading the German text.

Pierre Kynast
Merseburg, May 2022

Preface of the translator
2/2

Mein herzlicher Dank gilt wiederum Kototama Books für die freundschaftliche Zusammenarbeit und die Genehmigung dieser zweisprachigen Ausgabe.

Das Titelbild des Buches zeigt die Treppe zum Kototama Institut, der Schule und dem Aikido Dojo von O Sensei Nakazono in Santa Fe, New Mexico, wie ich von Jeannie Smith erfahren habe, die diese Stufen seinerzeit oft freudig erklommen hat und mich bei dieser Übersetzung unterstützend begleitete. Weiterhin danke ich Jana Oversberg-Mann für das Korrektorat des deutschen Textes.

Pierre Kynast
Merseburg, Mai 2022

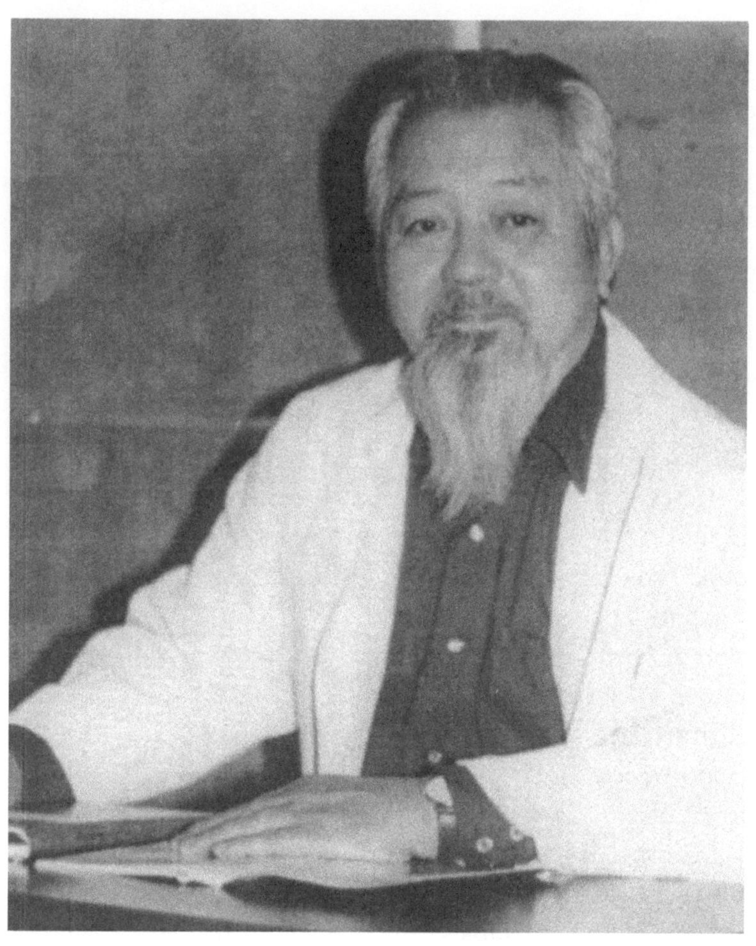

Mikoto Masahilo Nakazono

Founder of the Universal Institute (India 1955), the Kan Nagara
Institute (Paris, France 1962), the Kototama Institute (Santa Fe, New
Mexico 1978), and Inochi Resources, Inc. (Santa Fe, New Mexico
1985).

Gründer des Universal Instituts (Indien, 1955), des Kan Nagara
Instituts (Paris, Frankreich, 1962), des Kototama Instituts (Santa Fe,
New Mexico, 1978) und der Inochi Resources Inc. (Santa Fe, New
Mexico, 1985)

Table of Contents

Preface of the translator

Foreword
Introduction

The Real Sense of Natural Therapy — 1
The Difference Between Natural and Modern Therapy — 15
Self Health — 25
    Sound Exercise — 25
    Breathing Therapy — 27
    Rubbing Therapy — 28
    Shower Therapy — 29
    Self Exercise — 30
Diet and Physical Life — 37
    How To Eat — 41
    Comparison of Fruits and Grains — 44
    Food Categories — 46
        Grains (46), Vegetables (46), Animal Protein (46), Fruit (47),
        Drinks (48), Condiments (48), Commercial Food (49),
        Some Diet Drinks (53), Therapeutic Drinks (53)
    Some Simple Remedies — 57
Comparative Chart of YIN/YANG — 61

Appendix
    Practicing Sounds
    Sound card
    Sound cart instructions
    About The Author
    Other Books by Mikoto Masahilo Nakazono, Contact Data

Inhaltsverzeichnis

Vorwort des Übersetzers

[1] Vorwort
[2] Einleitung

[3] Der wirkliche Sinn natürlicher Heilverfahren   1
[4] Der Unterschied zwischen natürlichen und modernen Heilverfahren   15
[5] Selbstheilung   25
     Klangübungen   25
     Heilverfahren Atmen   27
     Heilverfahren Reiben   28
     Heilverfahren Duschen   29
     Selbstbehandlung   30
[6] Diät und physisches Leben   37
     Wie man isst   41
     Vergleich von Obst und Getreide   44
     Nahrungskategorien   46
         Getreide (46), Gemüse (46), Tierisches Protein (46),
         Obst (48), Getränke (49), Gewürze (49),
         Kommerzielle Nahrung (50), Einige Diätgetränke (54),
         Heilsame Getränke (55)
     Ein paar einfache Heilmittel   57
[7] Vergleichende Tabelle von YIN/YANG   61

Anhang
     Klänge üben
     Klangkarte
     Anleitungen zur Klangkarte
     Über den Autor
     Andere Bücher von Mikoto Masahilo Nakazono, Kontaktdaten

Foreword

The original version of "The Real Sense of Natural Therapy" was written as a newsletter when the author first came to Santa Fe and realized how little informed the public was about natural therapy as an alternative to scientific treatment methods. This included only the first part of the book presented here. Later on he added the second part, to inform the New Mexico legislature when they were considering passing a bill to legalize acupuncture. With his leadership, the bill was passed. New Mexico was the first state in the union to introduce such a bill (the author's first attempt) but it took a few more years to have it accepted. The rest of this book is excerpts taken from the textbook of the Kototama Institute, directed toward the serious lay public who wish to have a broader and deeper understanding about health and healing and ultimately what it means to be a human being.

[1]
Vorwort

[1.1]   Die ursprüngliche Fassung von "Der wirkliche Sinn natürlicher Heilverfahren" wurde als Informationsheft geschrieben, als der Autor erstmalig nach Santa Fe kam und feststellte, wie wenig die Öffentlichkeit über natürliche Heilverfahren, als Alternative zu wissenschaftlichen Behandlungsmethoden, informiert war. Dies schloss lediglich den ersten Teil des vorliegenden Buches ein. Später fügte er den zweiten Teil hinzu, um die Legislative New Mexicos zu informieren, als sie darüber beriet, ein Gesetz zur Legalisierung der Akupunktur zu verabschieden. Mit seiner Führung wurde das Gesetz verabschiedet. New Mexico war der erste Staat in der Union, der ein solches Gesetz einführte (der erste Versuch des Autors), aber es dauerte noch einige Jahre, bis es angenommen wurde. Die anderen Teile dieses Buches sind Auszüge aus dem Lehrbuch des Kototama Instituts, gerichtet an die ernsthafte Laienöffentlichkeit, die gern ein weiteres und tieferes Verständnis von Gesundheit und Heilung hätte und was es letzten Endes bedeutet, ein menschliches Wesen zu sein.

Introduction

This therapy is based on the life principle of Kototama Futomani. By this medical work, we are attempting to demonstrate that this principle is the final truth.

I have been a practitioner of oriental medicine for the past fifty years. Oriental medicine is one name but there are many different methods and groups of specialization within the same broad heading. These groups have their advantages and disadvantages but they have no fundamental general principle of the source of human disease. Western medicine is the same.

When I arrived at this life principle, I began to re-study oriental medicine, comparing it to the life principle. Gradually I began to understand that the medical principles based on the life principle were symbolically hidden in the *Yellow Emperor's Classic of Internal Medicine*, the *Nei-Ching*, our religious doctrines, cultural mythologies, etc. The content of the life principle was hinted at and all the ancient documents were based upon these hints. These documents of principles and theories were transmitted generation to generation and are the basis of today's oriental medicine.

Einleitung

[2.1]   Dieses Heilverfahren basiert auf dem Lebensprinzip des Kototama Futomani. Durch dieses medizinische Werk versuchen wir zu zeigen, dass dieses Prinzip die letztgültige Wahrheit ist.

[2.2]   Ich bin die vergangenen fünfzig Jahre Arzt für Orientalische Medizin gewesen. Orientalische Medizin ist ein einheitlicher Name, aber es gibt viele verschiedene Spezialisierungsrichtungen und Methoden unter demselben Oberbegriff. Diese Richtungen haben ihre Vor- und Nachteile, aber sie haben kein grundlegendes allgemeines Prinzip des Ursprungs menschlicher Krankheit. Mit westlicher Medizin ist es dasselbe.

[2.3]   Als ich bei diesem Lebensprinzip ankam, begann ich, Orientalische Medizin erneut zu studieren, indem ich sie mit dem Lebensprinzip verglich. Allmählich begann ich zu verstehen, dass die auf dem Lebensprinzip basierenden medizinischen Prinzipien symbolisch versteckt waren in: *Der gelbe Kaiser. Das Grundlagenwerk der chinesischen Medizin*[i], dem *Nei-Ching*, in unseren religiösen Grundsätzen, kulturellen Mythologien etc. Der Gehalt des Lebensprinzips wurde angedeutet und alle alten Dokumente basierten auf diesen Andeutungen. Diese Dokumente von Prinzipien und Theorien wurden von Generation zu Generation übertragen und sind die Grundlage der heutigen Orientalischen Medizin.

---

[i] Titel der deutschen Übersetzung des *Nei-Ching* (Herausgegeben und kommentiert von Dr. Maoshing Ni)

Present human beings must try to understand the true meaning of our ancestors' thoughts and teachings. First we must renounce our present knowledge and return "as a new born baby", our minds a blank piece of paper, and begin to search for the real source of ourselves – our substance.

The original way of civilization was based on the view of the life dimension's world; their medical therapies were the same. However, after the life principle was hidden in symbolic hints, these hints became the foundation of today's "oriental medicine". Today, oriental medicine and oriental civilization have no way to grasp the content of the substance. They have lost it.

For the past twenty years I have searched and practiced so as to grasp the life principle. The present situation of civilization has to be based on this principle. I founded this life therapy with the intention of proving the Way of Truth.

Masahilo M. Nakazono
Santa Fe, N.M. 1985

[2.4]   Die gegenwärtigen menschlichen Wesen müssen versuchen, die wahre Bedeutung der Gedanken und Lehren unserer Ahnen zu verstehen. Zuerst müssen wir unser gegenwärtiges Wissen aufgeben und zurückkehren „als ein neugeborenes Baby" – unsere Denkweise ein unbeschriebenes Blatt Papier – und anfangen, nach der wirklichen Quelle unseres Selbst zu suchen – unserem Wesenskern.

[2.5]   Der ursprüngliche Weg der Zivilisation gründete auf der Sicht der Welt der Dimensionen des Lebens; mit ihrem medizinischen Heilverfahren war es dasselbe. Nachdem jedoch das Lebensprinzip in symbolischen Andeutungen versteckt wurde, wurden diese Andeutungen die Grundlage der heutigen „Orientalischen Medizin". Heute haben Orientalische Medizin und Orientalische Zivilisation keinen Weg mehr, den Gehalt des Wesenskerns zu erfassen. Sie haben ihn verloren.

[2.6]   In den vergangenen zwanzig Jahren habe ich geforscht und geübt, um das Lebensprinzip zu erfassen. Die gegenwärtige Lage der Zivilisation muss auf diesem Prinzip gegründet werden. Ich habe das Lebensheilverfahren in der Absicht begründet, den Weg der Wahrheit zu beweisen.

Masahilo M. Nakazono
Santa Fe, N.M., 1985

THE REAL SENSE OF NATURAL THERAPY

Healing can never be perfected as long as the treatment is confined to the maintenance of our physical existence. We need to realize the total relationship of human beings to the plants, earth, water, heat and air, as well as to the earth and heaven. Until that time comes, humanity will continue to fear sickness and death.

When aspirin was first discovered, it was thought that this would be the end of colds. Penicillin, antibiotics, steroids and other powerful new drugs have since helped some lives, yet the number of sick people is on the increase. It seems the more new drugs are discovered, the more new illnesses emerge which cannot be cured by them. We are all well aware of this situation, particularly those in the health care community. Doctors who honestly confront their responsibility must suffer because of it. It is the most painful experience for a doctor to see a patient he or she cannot help. Yet even with this sense of sadness, people all over the world die every day – babies, young people and the aged. Why does this happen when we have so many new and improved therapies today?

DER WIRKLICHE SINN NATÜRLICHER HEILVERFAHREN

[3.1]   Heilung kann niemals perfektioniert werden, solange die Behandlung auf die Erhaltung unserer physischen Existenz beschränkt ist. Wir müssen die vollständige Beziehung der menschlichen Wesen zu Pflanzen, Erde, Wasser, Hitze und Luft ebenso, wie zu Erde und Himmel verwirklichen. Bis diese Zeit kommt, wird die Menschheit weiterhin Krankheit und Tod fürchten.

[3.2]   Als Aspirin entdeckt wurde, glaubte man, dass dies das Ende von Erkältungen wäre. Penicillin, Antibiotika, Steroide und andere mächtige neue Medikamente haben seitdem einigen Leben geholfen, dennoch steigt die Zahl kranker Menschen. Es scheint, umso mehr neue Medikamente entdeckt werden, umso mehr neue Krankheiten tauchen auf, die mit ihnen nicht geheilt werden können. Wir alle sind uns dieser Lage wohl bewusst, insbesondere die in der Gesundheitsfürsorge tätigen. Ärzte, die sich aufrichtig ihrer Verantwortung stellen, müssen deswegen leiden. Es ist die schmerzlichste Erfahrung für einen Arzt, einen Patienten zu sehen, dem er oder sie nicht helfen kann. Doch auch mit diesem Gefühl der Trauer sterben überall auf der Welt jeden Tag Menschen – Babys, Jugendliche und die Gealterten. Warum passiert das, wenn wir heute so viele neue und entwickelte Heilverfahren haben?

Scientific research has almost completed its understanding of the body's physical nature, but still sickness cannot be cured. Why? We must wake up and discover the answer to this question. Many people have already touched on this point, but no one has yet found the answer.

As a student of natural therapy, I am particularly interested in studying the world of the life will. The principle of the life will was found and perfected by our ancient forebears but it has entirely been forgotten. This loss saddens me, so that whenever I can, I try to explain it to others through my writing and speaking. I am always attempting to contact other real students of the truth.

In any discussion of natural therapy, we must also speak about modern therapy and find the basic premise behind each of these disciplines. We must discover the relationship between the spiritual civilization of ten thousand years ago, and today's material civilization which began about four thousand years ago. Until four thousand years ago, there were no nations – there were no borders. As was written in the Bible, the whole world spoke one language – the one Word – and that was the peaceful and perfect era of the Garden of Eden. We think of this period as something of a myth, a fable which no one takes seriously. Nevertheless, it did exist. The destruction of the Tower of Babel was the destruction of the one language of human beings which marks the beginning of the separation inherent in the material civilization.

[3.3]   Die Wissenschaftliche Forschung hat ihr Verständnis der physischen Natur des Körpers beinahe vervollständigt, aber noch immer kann Krankheit nicht geheilt werden. Warum? Wir müssen aufwachen und die Antwort auf diese Frage entdecken. Viele Menschen haben diesen Punkt bereits berührt, aber noch hat keiner die Antwort gefunden.

[3.4]   Als Student des natürlichen Heilverfahrens bin ich besonders am Studium der Welt des Lebenswillens interessiert. Das Prinzip des Lebenswillens wurde von unseren alten Vorfahren gefunden und vervollkommnet, aber es ist vollständig vergessen worden. Dieser Verlust betrübt mich, sodass ich, wann immer ich kann, versuche, es anderen durch meine Schriften und Reden zu erklären. Ich bemühe mich immer, mit anderen wirklichen Studenten der Wahrheit in Berührung zu kommen.

[3.5]   In jeder Diskussion natürlicher Heilverfahren müssen wir auch über moderne Heilverfahren sprechen und die Grundprämisse hinter jeder dieser Disziplinen herausfinden. Wir müssen die Beziehung zwischen der geistigen Zivilisation von vor zehntausend Jahren und der heutigen materialistischen Zivilisation, die vor etwa viertausend Jahren begann, entdecken. Bis vor viertausend Jahren gab es keine Nationen – gab es keine Grenzen. Wie in der Bibel geschrieben steht, sprach die ganze Welt eine Sprache – das eine Wort – und ebendas war die friedliche und vollkommene Ära des Garten Eden. Wir denken an diesen Zeitraum als etwas wie einen Mythos, ein Märchen, das keiner ernst nimmt. Nichtsdestoweniger hat er existiert. Die Zerstörung des Turmes zu Babel war die Zerstörung der einen Sprache menschlicher Wesen und markiert den Beginn der Spaltung, die der materialistischen Zivilisation innewohnt.

The biblical symbolism conceals the one principle which had been the basis of the spiritual civilization. From the beginning of the material civilization, all that had been a unified whole began to be separated, moving further and further away from this one principle. This current of civilization has continued into our present era. Medicine, in the context of civilization, is obliged to evolve along the same lines, i.e., to separate from the principle of the first civilization. You may think ancient history has no relationship to medical therapies, but, until this fact is understood, we will not find a solution to today's difficulties.

The first civilization was based on the principle of the totality of life. The second civilization is based on the scientific study of each part of the objective limited world – the world of limited phenomena. It studies that which we can see and grasp with the physical senses. In studying the object, we lose the subject and human beings become another object in the phenomenal world. We believe the subject can be found by starting with a scientific study of the object, but it can never be found in that direction. The subject does not come after the object. Until our search can take a different turn, we will always search in vain.

In studying the objective world, we begin by dissecting it more and more minutely, destroying the object's form, sacrificing the integrity of the whole for its parts. Who can say how much life has been sacrificed to develop today's modern medicine? Without sacrificing the form, the scientific civilization could not have been completed. We can clearly see that this way of destruction – the dissection of life

     The Real Sense of Natural Therapy

[3.6]   Die biblische Symbolik verbirgt das eine Prinzip, das die
Grundlage der geistigen Zivilisation gewesen ist. Vom Beginn der
materialistischen Zivilisation an begann alles, was ein einheitliches
Ganzes war, getrennt zu werden, und sich immer weiter und weiter
von diesem einen Prinzip wegzubewegen. Dieser Strom der
Zivilisation hat sich bis in unsere gegenwärtige Zeit hinein fortgesetzt.
Im Zusammenhang unserer Zivilisation ist die Medizin gezwungen,
sich entlang derselben Linien zu entwickeln, das heißt, sich vom
Prinzip der ersten Zivilisation zu trennen. Du magst denken, unsere
ältere Geschichte hat keine Beziehung zu medizinischen
Heilverfahren, aber wir werden keine Lösung für die heutigen
Schwierigkeiten finden, bis diese Tatsache verstanden ist.

[3.7]   Die erste Zivilisation war auf dem Prinzip der Gesamtheit des
Lebens gegründet. Die zweite Zivilisation ist auf der
wissenschaftlichen Untersuchung jedes Teils der objektiv begrenzten
Welt – der Welt der begrenzten Phänomene – gegründet. Sie
untersucht das, was wir mit den physischen Sinnen sehen und
erfassen können. Bei der Untersuchung des Objekts verlieren wir das
Subjekt, und menschliche Wesen werden zu einem weiteren Objekt in
der phänomenalen Welt. Wir glauben, das Subjekt kann gefunden
werden, indem man mit einer wissenschaftlichen Untersuchung des
Objekts beginnt, aber in dieser Richtung kann es niemals gefunden
werden. Das Subjekt kommt nicht nach dem Objekt. Bis unsere
Suche eine andere Wendung nehmen kann, werden wir immer
vergeblich suchen.

[3.8]   Bei der Untersuchung der objektiven Welt beginnen wir damit,
sie ins immer Kleinere zu sezieren, zerstören die Form des Objekts
und opfern den Zusammenhang des Ganzen für seine Teile. Wer
kann sagen, wieviel Leben geopfert wurde, um die Moderne Medizin
zu entwickeln? Ohne die Form zu opfern, hätte die wissenschaftliche
Zivilisation nicht vervollständigt werden können. Wir können
deutlich sehen, dass dieser Weg der Zerstörung – die Sezierung des

– belongs to the same current of separation which divides all areas of civilization into separate languages, countries and religions. As it intensifies, more and more separate theories will emerge. The great leaders of the first civilization prophesied that this would occur and left us many descriptions of our age in seemingly mythological stories.

In the current of this age, it is impossible for medical work, all by itself, to hold on to the truth; it naturally reflects its time. To perfect any therapy, to rebuild a perfect society, to turn away from this complex mental haze, we must re-discover the spiritual principle – the ancient truth of our ancestors. There is no other way.

The human being is a materialization from the void – from the world of nothing. Humans are the manifestation of the one life will of the universe which separates into individual human life forms. This is the truth of human existence. That human beings are distinct from animals and plants is also a truth, but all formed life emerges from the void in this way. It is the human ego which asserts that we alone are true and real, and can therefore sacrifice all other forms of the same truth and reality. To destroy any form of natural life is equivalent to the destruction of the truth. This we must recognize. If the human body's life was separate from all other existence, there would be a different life principle. However, it is not separate. Our existence is directly related to all others. Even the smallest virus cannot be separated from this principle of life. Destroying any kind of life form, for any reason, goes directly against the law of universal existence and must not be continued.

Lebens – zum selben Strom der Trennung gehört, der alle Gebiete der Zivilisation in verschiedene Sprachen, Länder und Religionen teilt. So, wie sich das verstärkt, werden immer weitere verschiedene Theorien aufkommen. Die großen Führer der ersten Zivilisation prophezeiten, dass das eintreten würde und hinterließen uns viele Beschreibungen unseres Zeitalters in scheinbar mythologischen Geschichten.

[3.9]   Im Strom dieses Zeitalters ist es medizinischer Tätigkeit aus sich selbst heraus unmöglich, an der Wahrheit festzuhalten; sie reflektiert ganz natürlich ihre Zeit. Um ein Heilverfahren zu perfektionieren, eine perfekte Gesellschaft wiederaufzubauen und uns von dieser komplizierten seelischen Vernebelung abzuwenden, müssen wir das geistige Prinzip wiederentdecken – die alte Wahrheit unserer Vorfahren. Es gibt keinen anderen Weg.

[3.10]   Das menschliche Wesen ist eine Materialisierung aus der Leere – aus der Welt des Nichts. Menschen sind die Manifestation des einen Lebenswillens des Universums, der sich in individuelle menschliche Lebensformen teilt. Das ist die Wahrheit menschlicher Existenz. Dass das menschliche Wesen von Tieren und Pflanzen verschieden ist, ist auch eine Wahrheit, aber alles geformte Leben geht auf diese Art aus der Leere hervor. Es ist das menschliche Ego, das behauptet, dass wir allein wahr und wirklich wären und daher alle anderen Formen derselben Wahrheit und Wirklichkeit opfern können. Irgendeine Form des natürlichen Lebens zu zerstören ist gleichbedeutend mit der Zerstörung der Wahrheit. Das müssen wir erkennen. Wenn das Leben des menschlichen Körpers von aller anderen Existenz getrennt wäre, gäbe es ein anderes Lebensprinzip. Wie dem auch sei, es ist nicht getrennt. Unsere Existenz steht im unmittelbaren Bezug zu allen anderen. Selbst das kleinste Virus kann nicht von diesem Lebensprinzip getrennt werden. Die Zerstörung irgendeiner Art von Lebensform, gleich aus welchem Grund, geht unmittelbar gegen das Gesetz universaler Existenz und darf nicht fortgesetzt werden.

When, using intellectual knowledge, we artificially cause the breaking up of one kind of life form, it seems that it has been completely destroyed. While the actual structure seen with the physical eye has been lost, the source of that form's life will can never die. Actually, it has just been separated into smaller and smaller forms. These smaller forms continue to unite with other life forms, and eventually, a new virus emerges to again plague humanity. We do not realize that we alone created this new virus by destroying its predecessor. It is folly to say we have killed some kind of life. The life will is the life of the universe itself, manifesting phenomena as separate and different forms of itself. Breaking up one phenomenal form, the life will returns to the source or incorporates with other life forms. We must perfectly realize this.

When we kill or break up a virus with drugs, the life will of the virus either returns to the universal source, or reincorporates into the human system as a different, smaller form, or is eliminated from the body and incorporates itself into plants, animals, or other life forms. Only its form has been altered; the virus can never truly be killed. Simultaneously, with the use of strong drugs, the human body has also received a shock. We think that killing the virus with strong drugs does not cause any harmful effects to the body, but this is not true. Unicellular forms are far more adaptive than the human constitution.

Physical life is the embodiment of the motive vibration of the universe. There are stronger and weaker forms of life energy and a stronger force will change a weaker one. When modern drug therapy shocks the body's system, the form of the body's cells is changed. If cigarettes or very strong food can be seen as the cause of cancer, we

The Real Sense of Natural Therapy

[3.11]   Wenn wir, in Nutzung unseres intellektuellen Wissens, künstlich das Aufbrechen einer Art von Lebensform verursachen, scheint es, dass sie vollständig zerstört wurde. Obwohl die tatsächliche Struktur, die mit dem physischen Auge gesehen wird, verlorenging, kann die Quelle des Willens dieser Lebensform niemals sterben. Tatsächlich wurde sie lediglich in immer kleinere Formen geteilt. Diese kleineren Formen vereinen sich fortgesetzt mit anderen Lebensformen, und vielleicht taucht ein neues Virus auf, um die Menschheit weiter zu plagen. Wir verwirklichen nicht, dass wir allein dieses neue Virus geschaffen haben, indem wir seinen Vorgänger zerstörten. Es ist töricht zu sagen, dass wir irgendeine Art von Leben getötet haben. Das Leben des Universums ist der Lebenswille selbst, der Phänomene als getrennte und verschiedene Formen seiner selbst manifestiert. Wir müssen dies vollkommen verwirklichen.

[3.12]   Wenn wir ein Virus mit Medikamenten töten oder aufbrechen, kehrt der Lebenswille des Virus entweder zur universalen Quelle zurück oder integriert sich erneut in das menschliche System, als andere, kleinere Form, oder er wird aus dem Körper ausgeschieden und integriert sich in Pflanzen, Tiere oder andere Lebensformen. Nur seine Form ist verändert worden; das Virus kann niemals wahrhaft getötet werden. Gleichzeitig hat der menschliche Körper mit der Verwendung starker Medikamente eine Erschütterung erfahren. Wir glauben, dass das Töten des Virus mit starken Medikamenten keine schädliche Wirkung auf den Körper hätte, aber das ist nicht wahr. Einzellige Formen sind weit anpassungsfähiger als die menschliche Struktur.

[3.13]   Physisches Leben ist die Verkörperung der Grundschwingung des Universums. Es gibt stärkere und schwächere Formen der Lebensenergie, und eine stärkere Kraft wird eine schwächere verändern. Wenn moderne medikamentöse Behandlungen das System des Körpers erschüttern, wird die Form der Zellen des Körpers verändert. Wenn Zigaretten oder sehr kräftige Nahrungsmittel als Ursache von Krebs angesehen werden können,

must be more judicious in our use of powerful drugs. We cannot see how their vibrations influence the body's constitution, altering and reforming it. In the near future, no doubt a drug will be discovered that can "cure" cancer. At that moment, we humans will be the recipients of some new, as yet unknown, difficulties such as new disease-causing viruses – the result of the breaking up of the cancer virus.

Using such things as vitamins can give some added strength to a particular part of the body, but it is often too one-sided. The parts of the body function in two ways, positive and negative. Giving too much energy to one side is detrimental to the other. One side wins, one side loses and the exhaustion of the nervous system is the result. Even if both positive and negative aspects are carefully taken into consideration, it is very difficult to know how to balance them correctly when introducing any special substances into the body. Each positive-negative system has its own uniquely fluctuating balance.

To put it briefly, acupuncture, or rather, life therapy, is based on the flow of the life will's energy current through twelve main channels (or meridians) of the body. Ten of these meridians correspond to vital organs and there are special points on each of these meridians which are most effective for treatment. Sickness can be said to result from an unbalanced circulation of energy throughout the body. When balance is re-established, the flow of energy is normal and the sickness disappears. All organs are intimately related; the imbalance of one directly affects the others.

                        The Real Sense of Natural Therapy

müssen wir noch umsichtiger bei der Verwendung leistungsstarker
Medikamente sein. Wir können nicht sehen, wie ihre Schwingungen
die Verfassung des Körpers beeinflussen, ändern und umformen. In
naher Zukunft wird zweifellos ein Medikament entdeckt werden, das
Krebs „heilen“ kann. Zu diesem Zeitpunkt werden wir Menschen die
Empfänger irgendwelcher neuen, bisher unbekannten Schwierigkeiten
sein, wie neue, Krankheit verursachende Viren – dem Ergebnis des
Zusammenbruchs des Krebsvirus.

[3.14]   So etwas wie Vitamine zu verwenden, kann einem einzelnen
Teil des Körpers etwas zusätzliche Stärke geben, aber es ist oft zu
einseitig. Die Teile des Körpers funktionieren auf zwei Wegen, positiv
und negativ. Einer Seite zu viel Energie zu geben, ist nachteilig für die
andere. Eine Seite gewinnt, eine Seite verliert, und die Erschöpfung
des Nervensystems ist das Ergebnis. Selbst wenn sowohl positive als
auch negative Aspekte sorgefältig in Betracht gezogen werden, ist es
schwer zu wissen, wie man sie richtig balanciert, wenn man
irgendwelche besonderen Substanzen in den Körper einbringt. Jedes
Positiv-Negativ-System hat sein eigenes einzigartig schwankendes
Gleichgewicht.

[3.15]   Kurz gesagt gründet Akupunktur, oder vielmehr das
Lebensheilverfahren auf dem Fluss des Energiestroms des
Lebenswillens durch zwölf Hauptkanäle (oder Meridiane) des
Körpers. Zehn dieser Meridiane entsprechen lebenswichtigen
Organen und es gibt bestimmte Punkte auf jedem dieser Meridiane,
die für die Behandlung am wirksamsten sind. Man kann sagen,
Krankheit ergibt sich aus einem unausgeglichenen Kreislauf der
Energie im Körper. Wird das Gleichgewicht wiederhergestellt, ist der
Fluss der Energie normal und die Krankheit verschwindet. Alle
Organe stehen in enger Beziehung miteinander; das Ungleichgewicht
des einen beeinflusst unmittelbar die anderen.

Modern medicine cannot see that the cause of a patient's kidney infection may not be due directly to the kidneys but to the imbalance of the lung or some other organ whose symptoms have not yet appeared. A person prone to kidney infections may be receiving medication for them, but continues to have kidney infections for a number of years. Years later, when another organ fails, modern medicine will not see that this failing organ was the cause of the earlier kidney problems. Life therapy, by a system of reading the pulses of each organ, searches for the real cause of the illness. While treating the symptoms of disease, it also treats its source.

I am not saying that modern medicine is of no use. The question is, how to use it? Usually, modern medicine over stimulates the human system, giving it too much energy. What is most important, the strength or quantity of dosage? In order to judge this correctly, we must first understand the relationship of the body's life to universal life. Oriental medicine is based on this life principle and has treated human sickness from this point of view from very ancient times.

Western medicine has nearly completed its investigation of the actual human body. Oriental medicine knows little about this, but it does have the knowledge of thousands of years of relationship to the life principle. Originally this principle forbade the killing of any kind of life since all forms of existence have equal claim to life in the limited world. They are all manifestations of the one universal source. Mental illness is the result of our exclusive human ego which denies the universal law. This kind of egoism can destroy whatever enters its limited space. If we remember this seriously, such a notion can be clearly seen as mistaken. Whoever opposes the law of the universe is obliged to suffer the repercussions of his actions.

The Real Sense of Natural Therapy

[3.16]   Moderne Medizin kann nicht sehen, dass die Ursache der Nierenentzündung eines Patienten vielleicht nicht direkt von den Nieren herrührt, sondern von der Unausgeglichenheit der Lunge oder eines anderen Organs, deren Symptome noch nicht hervorgetreten sind. Eine für Niereninfektionen anfällige Person mag Medikamente dafür erhalten, aber jahrelang immer wieder Niereninfektionen bekommen. Jahre später, wenn ein anderes Organ versagt, wird Moderne Medizin nicht verstehen, dass dieses versagende Organ die Ursache der früheren Nierenprobleme war. Mit einem Verfahren zum Ablesen des Pulses jedes Organs sucht das Lebensheilverfahren nach der wirklichen Ursache der Krankheit. Während es die Symptome von Krankheit behandelt, behandelt es auch ihren Ursprung.

[3.17]   Ich sage nicht, dass Moderne Medizin nutzlos ist. Die Frage ist, wie man sie benutzt? Für gewöhnlich überstimuliert Moderne Medizin das menschliche System, indem sie ihm zu viel Energie gibt. Was ist am wichtigsten, die Stärke oder die Menge der Dosierung? Um das richtig zu beurteilen, müssen wir zuerst die Beziehung des Lebens des Körpers zum universalen Leben verstehen. Orientalische Medizin gründet auf dem Lebensprinzip und hat aus dieser Betrachtungsweise seit sehr alten Zeiten menschliche Krankheit behandelt.

[3.18]   Die Westliche Medizin hat ihre Untersuchung des derzeitigen menschlichen Körpers nahezu abgeschlossen. Orientalische Medizin weiß darüber wenig, aber sie hat das Wissen der Beziehung zum Lebensprinzip von Jahrtausenden. Ursprünglich verbot dieses Prinzip das Töten jedweder Art von Leben, weil alle Formen der Existenz gleichen Anspruch auf Leben in der begrenzten Welt haben. Sie alle sind Manifestationen der einen universalen Quelle. Geisteskrankheit ist das Ergebnis unseres einzigartigen menschlichen Egos, dass das universale Gesetz leugnet. Diese Art Egoismus kann zerstören, was immer in ihren begrenzten Raum tritt. Wenn wir uns ernsthaft daran erinnern, kann eine solche Auffassung klar als falsch erkannt werden. Wer immer sich dem Gesetz des Universums entgegenstellt, ist gezwungen, den Rückschlag seiner Handlungen zu erleiden.

This sense is completely different from that of today's society. As I explained, it comes from the direction of today's modern current, i.e., separation. "I am separate so how can my actions affect the universe?" Once the universal law is violated however, there is no escaping the consequences. Such important matters have been forgotten by uncaring human beings. Their attitude finally results in the mutual killing of other humans without feelings of remorse – deadening any inner sense of pain that would normally flow from such an action.

This attitude is the result of our intelligence and our physical sense of the body. Intelligence means the accumulation of past experience. With only these two dimensions of human capacity, we cannot grasp the source of our life. We must begin to use the other three dimensions of our existence. This subject will not be discussed here but interested readers may refer to my book, "Inochi, the Book of Life." Human capacity separates into five dimensions and human therapy cannot be perfected until we have grasped all of these dimensions.

Oriental practitioners of natural therapy are divided into three categories: Jio – Yi, the supreme doctor; Chiu – Yi, the average doctor; and Ka – Yi. The last category, Ka – Yi, treats the physical sicknesses of the human body. The middle category, Chiu – Yi, treats

The Real Sense of Natural Therapy

[3.19]   Dieses Empfinden ist vollständig verschieden von dem der heutigen Gesellschaft. Wie ich erklärt habe, kommt das von der Richtung der heute modernen Strömung, das heißt, der Trennung. „Ich bin getrennt, wie können also meine Handlungen das Universum beeinflussen?“ Ist das universale Gesetz jedoch einmal verletzt, entkommt man den Konsequenzen nicht. Solch wichtige Sachen sind von sorglosen menschlichen Wesen vergessen worden. Ihre Haltung führt letztlich zum gegenseitigen Töten anderer Menschen ohne Reuegefühle – jedwedes innere Schmerzempfinden, das normalerweise aus einer solchen Handlung herrühren würde, wird abgetötet.

[3.20]   Diese Haltung ist das Ergebnis unserer Intelligenz und unseres physischen Empfindens des Körpers. Intelligenz meint die Ansammlung vergangener Erfahrung. Mit diesen zwei Dimensionen menschlicher Fähigkeit allein können wir die Quelle unseres Lebens nicht erfassen. Wir müssen beginnen, die drei anderen Dimensionen unserer Existenz zu nutzen. Dieses Thema wird hier nicht besprochen, aber interessierte Leser können auf mein Buch, „Inochi – Das Buch des Lebens“[i] zurückgreifen. Menschliche Fähigkeit teilt sich in fünf Dimensionen und menschliche Heilverfahren können nicht vervollkommnet werden, bis wir alle diese Dimensionen erfasst haben.

[3.21]   Orientalische Ärzte natürlicher Heilverfahren werden in drei Kategorien unterschieden: Jio – Yi, der hervorragendste Arzt; Chiu – Yi, der durchschnittliche Arzt; and Ka – Yi. Die letzte Kategorie, Ka – Yi, behandelt die physischen Erkrankungen des menschlichen Körpers. Die mittlere Kategorie, Chiu – Yi, behandelt die Krankheit

---

[i] **INOCHI** – The Book of Life | Das Buch des Lebens. (English | Deutsch) pkp Verlag, Merseburg, 2021. Druckausgabe ISBN 9783943519464, E-Book ISBN 9783943519471

sickness before it manifests, i.e., preventive therapy. The highest category, Jio – Yi, treats the sickness of society – the sickness of the collective human mind, also as preventive therapy.

Most people are not aware of the source of their desires, much less do they even attempt to study them. Their goal is simply to immediately satisfy the desires of the moment, and then to increase the means of satisfying them more fully. The point of view from this dimension creates a greed for food, sex, clothes, and for accumulating more money and property. Despite the fact that we have five dimensions, when our main desire is to satisfy physical need, our life will seems to manifest only in that one dimension. It would be better if physical satisfaction were kept to a minimum. When, however, we seek blindly to satisfy only the physical dimension, not only is greed endless, but habits are created which have an endless energy of their own.

For example, when a greedy habit in relation to food is established, the automatic result is physical sickness. For that reason, Oriental natural therapy says that sickness begins with the mouth. Diet treatment is based upon this premise. Professor Ohsawa's macrobiotics, using the yin-yang/negative-positive principle based on a concept in the "I-Ching", is a well-known method of diet in Europe and America. This principle, however, does not go far enough in considering the differences of climate and geography on the individual, nor the individual's specific weaknesses and needs.

bevor sie sich manifestiert, das heißt vorbeugende Heilverfahren. Die
höchste Kategorie, Jio – Yi, behandelt die Krankheit der Gesellschaft
– die Krankheit des kollektiven menschlichen Denkens, ebenfalls als
vorbeugendes Heilverfahren.

[3.22]   Die meisten Menschen sind sich der Quelle ihrer Begierden
nicht bewusst, geschweige denn, dass sie auch nur versuchen, sie zu
untersuchen. Ihr Ziel ist einfach, die Begierden des Moments zu
befriedigen und dann die Mittel anzuhäufen, um sie noch
umfassender zu befriedigen. Die Sichtweise aus dieser Dimension
erzeugt eine Gier nach Nahrung, Sex, Kleidung und der Ansammlung
von mehr Geld und Eigentum. Wenn unser Hauptbegehren ist, das
physische Bedürfnis zu befriedigen, scheint unser Lebenswille nur in
dieser einen Dimension zu manifestieren, ungeachtet der Tatsache,
dass wir fünf Dimensionen haben. Es wäre besser, wenn physische
Befriedigung auf ein Minimum beschränkt würde. Wenn wir dennoch
blind versuchen, allein unsere physische Dimension zu befriedigen, ist
nicht nur die Gier endlos, sondern es werden Gewohnheiten erzeugt,
die aus sich selbst eine endlose Energie haben.

[3.23]   Wenn zum Beispiel eine gierige Gewohnheit in Bezug auf
Nahrung aufgebaut wird, ist das automatische Ergebnis physische
Krankheit. Aus diesem Grund sagt das Orientalische natürliche
Heilverfahren, dass Erkrankung mit dem Mund beginnt. Diätische
Behandlung gründet auf dieser Voraussetzung. Professor Ohsawas
Makrobiotik, die das Yin-Yang/Positiv-Negativ-Prinzip verwendet,
das auf einem Konzept im „Yijing"[i] basiert, ist eine in Europa und
Amerika gut bekannte Methode der Diät. Dennoch geht dieses
Prinzip nicht weit genug bei der Berücksichtigung klimatischer und
geografischer Unterschiede beim Einzelnen, noch der speziellen
Schwächen und Bedarfe des Individuums.

---

[i] Frühere deutsche Transkription: I Ging

There are many other diet methods and while they are all different, they all recommend the eating of natural foods. All these different methods are another example of the current of separation in our civilization. They are all based on the respective founder's personal and separate experience and are a reflection of each one's native climate, geography, and time. Here again, the loss of the original life principle is clearly evident, yet each one of these different methods attracts a certain following. Regardless of the differences in time, climate and upbringing, people blindly follow systems they cannot understand. Only the principle they hold in common can be true, that of eating natural foods.

What is the relationship of the earth to the human body? Our planet is a combination of fire (heat), water, earth, plant and animal life. These five levels of life are very clearly divided but they are also interrelated. For example, earth, water and heat give life to the plant world. Likewise, plants give life to animals and there are animals who subsist on the meat of other animals which were plant eaters. This forms a direct link between the animal and plant worlds, the order being fixed and unchanging. Within this order of universal life, the human body must be placed in a harmonious position. This principle of life, however, is not included in today's Asiatic diet methods.

Further influences are the dimensions of air, sun, moon, stars and infinity. The physical life of the human body manifests from the world of infinity first and undergoes transformations from these ordered influences. Simultaneously, the body is also influenced by the

                                      The Real Sense of Natural Therapy

[3.24]   Es gibt viele andere Diätmethoden, und obwohl sie alle
verschieden sind, empfehlen sie alle, natürliche Nahrung zu essen. All
diese verschiedenen Methoden sind ein weiteres Beispiel für den
Strom der Trennung in unserer Zivilisation. Sie gründen alle auf den
jeweiligen persönlichen und getrennten Erfahrungen der Begründer
und sind eine Widerspiegelung ihres jeweiligen heimischen Klimas,
der Geographie und der Zeit. Auch hier ist der Verlust des
ursprünglichen Lebensprinzips klar ersichtlich, dennoch zieht jede
dieser verschiedenen Methoden eine gewisse Anhängerschaft an.
Ohne Rücksicht auf die Unterschiede in Zeit, Klima und Erziehung
folgen Menschen blind Systemen, die sie nicht verstehen können.
Allein das Prinzip, das sie alle gemeinsam haben, natürliche Nahrung
zu essen, kann wahr sein.

[3.25]   Was ist die Beziehung der Erde zum menschlichen Körper?
Unser Planet ist eine Kombination von Feuer (Hitze), Wasser, Erde,
pflanzlichem und tierischem Leben. Diese fünf Ebenen des Lebens
sind sehr deutlich voneinander geschieden, aber sie stehen auch
miteinander in Beziehung. Zum Beispiel geben Erde, Wasser und
Hitze den Pflanzen Leben. Ebenso geben Pflanzen Tieren Leben und
es gibt Tiere, die vom Fleisch anderer Tiere leben, die Pflanzenfresser
waren. Das bildet eine direkte Verbindung zwischen den Welten von
Tier und Pflanze, die feststehende und unveränderliche Ordnung.
Innerhalb dieser Ordnung des universalen Lebens muss der
menschliche Körper in einer harmonischen Stellung platziert werden.
Jedoch ist dieses Prinzip des Lebens nicht in den heutigen Asiatischen
Diätmethoden enthalten.

[3.26]   Weitere Einflüsse sind die Dimensionen von Luft, Sonne,
Mond, Sternen und Unendlichkeit. Das physische Leben des
menschlichen Körpers manifestiert zuerst aus der Welt der
Unendlichkeit und erfährt durch diese geordneten Einflüsse
Umformungen. Gleichzeitig wird der Körper auch von den bereits

categories previously mentioned which culminate in plants and animals. This is the way the human body is produced.

Our human body exists within such a relationship and depends on the orderly flow of all these other dimensions. If we search deeply for the origins of our body's life, we can see this order of the universe and our body's relationship to it; the journey of these formative influences and transformations can be recognized. This profound recognition is the intelligence of our life will – the human seed. This kind of intelligence can also be the future continuation of this process of infinite development. Once we use this intelligence, the complete order of our body's mechanism can be discovered. Thus an instantaneous synchronization can occur between oncoming influences and our life will.

The life will creates the body and sustains its life. If the goal of education in a society were the awakening of this original faculty, there would no longer be a need for that special occupation of "doctor", nor even for the use of therapy in the future. This may sound extreme, but it is true. It may cause anger in some, but the origin of medicine is the expression of that part of the life will which protects and maintains our natural human life. The weakest life is nurtured in the same way. Medical therapies were originally a specialization created by this divine love and morality of the highest order. If this original principle of therapy is remembered, my tone will be completely understood.

Professor Ohsawa, the founder of macrobiotics, always said that sick people are the same as criminals and should be given no respect. We

The Real Sense of Natural Therapy

erwähnten Kategorien beeinflusst, die in Pflanzen und Tieren ihren Höhepunkt erreichen. Auf diese Weise wird der menschliche Körper hergestellt.

[3.27]   Unser menschlicher Körper existiert innerhalb einer derartigen Beziehung und ist abhängig vom geordneten Fluss all dieser anderen Dimensionen. Wenn wir tief nach den Ursprüngen des Lebens unseres Körpers suchen, können wir die Ordnung des Universums und die Beziehung unseres Körpers zu ihr sehen; die Reise der formierenden Einflüsse und Umformungen kann erkannt werden. Diese tiefgreifende Erkenntnis ist die Intelligenz unseres Lebenswillens – der menschlichen Saat. Diese Art von Intelligenz kann auch die zukünftige Fortsetzung dieses Prozesses unendlicher Entwicklung sein. Nutzen wir einmal diese Intelligenz, kann die vollständige Ordnung des Mechanismus unseres Körpers entdeckt werden. Somit kann eine unmittelbare Synchronisation zwischen aufkommenden Einflüssen und unserem Lebenswillen geschehen.

[3.28]   Der Lebenswille erschafft den Körper und erhält sein Leben. Wenn das Ziel der Bildung in einer Gesellschaft das Erwecken der [oben genannten] ursprünglichen Begabung wäre, gäbe es in der Zukunft für den speziellen Beruf des „Arztes" keinen Bedarf mehr, ebenso wenig für die Anwendung von Heilverfahren. Das mag extrem klingen, aber es ist wahr. Es mag in einigen Wut erzeugen, aber der Ursprung der Medizin ist Ausdruck des Teils des Lebenswillens, der unser natürliches menschliches Leben schützt und erhält. Das schwächste Leben wird auf die gleiche Weise aufgezogen. Medizinische Heilverfahren waren ursprünglich eine Spezialisierung, geschaffen von der göttlichen Liebe und Moral der höchsten Ordnung. Wenn man sich an das ursprüngliche Prinzip des Heilverfahrens erinnert, wird mein Tonfall völlig verstanden werden.

[3.29]   Professor Ohsawa, der Begründer der Makrobiotik, sagte immer, dass kranke Menschen dasselbe sind wie Kriminelle und nicht respektiert werden sollten. Wir haben unsere ursprüngliche

have our original human faculty and can see and know all of this
ourselves. We are unable to use our total capacity, however, and when
we are sick it means we have violated the universal law. When we do
not exercise this faculty, it is the same as not wanting to breathe air,
or avoiding the sunlight.

Since the loss of the principle of life we humans recognize only two
dimensions: the physical senses and the intelligence of the intellect;
and we have created a civilization based on these two alone.

The basic principles of oriental natural therapy were also gradually
lost. Today, it is a school course system and there is no longer any
study of the life will principle. The result is only an intellectual
learning of healing techniques; the life behind them is not understood.
It is for this reason that, no matter how much either modern
medicine or the points of acupuncture are studied, sickness cannot
always be cured. For example, the Saninko point on the spleen
meridian greatly affects the ovaries. If you treat this point over a
period of time, you may have excellent results. Yet, at other times,
there may be no response, or the condition may even get worse. All
of these results can occur with the same patient, treated to the same
degree.

At different times of the year, or even of the day, a patient's reactions
will vary greatly – according to the weather, the digestion of food, and
many other reasons. We should not have to learn from others how to
have this kind of sensitivity. If natural therapy forgets about the

 The Real Sense of Natural Therapy

menschliche Begabung und können all das selbst sehen und wissen.
Dennoch sind wir unfähig, unsere vollständige Fähigkeit zu nutzen,
und wenn wir krank sind, bedeutet das, wir haben das universale
Gesetz verletzt. Wenn wir diese Begabung nicht ausüben, ist es
dasselbe, wie keine Luft atmen zu wollen oder das Sonnenlicht zu
meiden.

[3.30]   Seit dem Verlust des Prinzips des Lebens erkennen wir
Menschen nur zwei Dimensionen: die physischen Sinne und die
Intelligenz des Verstandes; und wir haben eine Zivilisation
geschaffen, die allein auf diesen beiden gründet.

[3.31]   Auch die Grundprinzipien des Orientalischen natürlichen
Heilverfahrens gingen allmählich verloren. Heute ist es ein verschultes
Lehrprogramm und das Prinzip des Lebenswillens wird in keiner
Weise mehr untersucht. Das Ergebnis ist ein lediglich intellektuelles
Lernen von Heiltechniken; das Leben hinter ihnen wird nicht
verstanden. Aus diesem Grund kann Krankheit nicht immer geheilt
werden, ganz gleich wie sehr entweder Moderne Medizin oder die
Akupunkturpunkte studiert werden. Zum Beispiel beeinflusst der
Saninko Punkt auf dem Milzmeridian die Eierstöcke stark. Wenn du
diesen Punkt über einige Zeit behandelst, könntest du ausgezeichnete
Ergebnisse bekommen. Doch zu anderen Zeiten mag es keine
Reaktion geben oder der Zustand mag sich sogar verschlechtern. All
diese Ergebnisse können bei demselben Patienten eintreten,
behandelt mit derselben Intensität.

[3.32]   Zu verschiedenen Zeiten des Jahres oder selbst des Tages
werden die Reaktionen eines Patienten stark abweichen —
entsprechend des Wetters, der Verdauung der Nahrung und vieler
anderer Gründe. Wir sollten nicht von anderen lernen müssen, wie
wir diese Art von Einfühlungsvermögen handhaben sollen. Wenn das
natürliche Heilverfahren die Beziehung zwischen dem Körper und

relationship between the body and these other factors, concentrating only on technique, there is little difference between it and modern medicine.

Natural therapy treatment, through handwork, needles, moxa, herbs and diet has as its objective the balance of the flow of life energy. It gives energy to those parts of the body that need it and removes it from those that are over-energized. This unblocks the energy and allows it to circulate freely. This balancing restores the natural condition of the body's vibration, putting it back into harmony with the universal vibration. Diet, for example, influences the digestion and conversion of food which gives the body its energy so that it can function harmoniously and with the internal and external universal vibrations. A good diet thus creates a good body vibration which can more readily adapt to the changing vibrations of the universe.

Modern medicine has exactly the same objective but it is based on the idea of fighting with the illness. This attitude is unacceptable to the real sense of natural therapy because the cutting off or breaking up of any kind of life form is contrary to the natural law of the universe. When a mistake is made we must accept the judgement of the universe. Those consequences descend upon both doctor and patient alike, not on one side alone. When our society returns to the study of life, everyone will understand this. A concentrated study of the methods and techniques of treatment which forgets the study of life is not the way. Should this attitude continue, competition between human and other life forms will never cease. That is why we must try to grasp the real principle of the source of our life.

 The Real Sense of Natural Therapy

diesen anderen Einflussgrößen vergisst und sich allein auf die Technik konzentriert, ist der Unterschied zwischen ihm und der Modernen Medizin gering.

[3.33]   Natürliche Heilbehandlung durch Arbeit mit den Händen, Nadeln, Moxen, Kräutern und Diät hat das Gleichgewicht des Flusses der Lebensenergie zum Ziel. Sie gibt den Teilen des Körpers Energie, die sie brauchen und entfernt sie von denen, die überenergetisiert sind. Das löst Blockierungen der Energie und erlaubt ihr, frei zu zirkulieren. Dieser Ausgleich stellt den natürlichen Zustand der Schwingung des Körpers wieder her und bringt sie zurück in Harmonie mit der universalen Schwingung. Diät zum Beispiel beeinflusst die Verdauung und Umwandlung von Nahrung, die dem Körper seine Energie gibt, sodass er harmonisch und mit den inneren und äußeren universalen Schwingungen arbeiten kann. Dadurch erzeugt eine gute Diät eine gute Körperschwingung, die sich leichter den sich ändernden Schwingungen des Universums anpassen kann.

[3.34]   Die Moderne Medizin hat genau dasselbe Ziel, aber sie gründet auf der Idee des Kampfes mit der Krankheit. Diese Einstellung ist nach dem wirklichen Sinn des natürlichen Heilverfahrens unannehmbar, weil das Abschneiden oder Zerbrechen jedweder Art von Lebensform im Gegensatz zum natürlichen Gesetz des Universums steht. Wenn ein Fehler gemacht wird, müssen wir das Urteil des Universums annehmen. Dessen Konsequenzen fallen beiden, dem Arzt und dem Patienten, gleicherweise zu, nicht einer Seite allein. Ein konzentriertes Studium der Behandlungsmethoden und -techniken, das das Studium des Lebens vergisst, ist nicht der Weg. Sollte sich diese Einstellung fortsetzen, wird der Wettkampf zwischen menschlichen und anderen Lebensformen niemals aufhören. Deswegen müssen wir versuchen, das wirkliche Prinzip der Quelle unseres Lebens zu erfassen.

Although natural therapy, reflecting the trend of today, has lost its ability to use the one life principle, it has nevertheless retained a symbolic explanation of the source of our life within its treatment and theory. It must be rediscovered and grasped and a cooperative relationship with modern medicine established. An attempt must be made to develop a therapeutic method that is perfect. For one hundred years, modern medicine has held sway over human society, but it should not try to repress the emergence of natural therapy now. Modern medicine needs this principle. Oriental natural therapy has the historical experience of many thousands of years and modern therapy can study many things gleaned from this experience. This much should be apparent: medical therapy is not the property of a few. It belongs to all human beings and everyone should seriously work together for its perfection. As long as we follow the current of separation we will not do this, or any other work, for humanity.

I have tried in this brief article to explain something of the total aspect of therapy in the world and how it must be related to all other parts of civilization. I have not delved into treatment methods very much because there are other books readily available on the subject. I must add that it is always difficult to explain in any book the real sense of natural therapy, and, as to methods of treatment, nothing can be truly conveyed in words.

   The Real Sense of Natural Therapy

[3.35]   Obwohl natürliche Heilverfahren, den heutigen Trend
spiegelnd, ihre Fähigkeit verloren haben, das eine Lebensprinzip zu
nutzen, haben sie trotzdem eine symbolische Erklärung der Quelle
unseres Lebens in ihrer Behandlung und Theorie erhalten. Sie muss
wiederentdeckt und erfasst und ein partnerschaftliches Verhältnis mit
Moderner Medizin muss errichtet werden. Es muss der Versuch
unternommen werden, eine therapeutische Methode zu entwickeln,
die vollkommen ist. Über einhundert Jahre hielt Moderne Medizin die
Schwingen über die menschliche Gesellschaft ausgebreitet, sie sollte
jetzt aber nicht versuchen, das Aufkommen des natürlichen
Heilverfahrens zu unterdrücken. Die Moderne Medizin braucht dieses
Prinzip. Das Orientalische natürliche Heilverfahren hat die historische
Erfahrung von vielen Jahrtausenden und das Moderne Heilverfahren
kann viele Dinge studieren, die aus dieser Erfahrung
zusammengetragen wurden. So viel sollte offensichtlich sein: das
medizinische Heilverfahren ist nicht das Eigentum Weniger. Es
gehört allen menschlichen Wesen und alle sollten ernsthaft zu seiner
Vervollkommnung zusammenarbeiten. Solange wir dem Strom der
Trennung folgen, werden wir das nicht tun, noch irgendeine andere
Arbeit für die Menschheit.

[3.36]   In diesem kurzen Artikel habe ich versucht, etwas von der
gesamten Erscheinung des Heilverfahrens in der Welt zu erklären und
wie es auf alle anderen Teile der Zivilisation bezogen werden muss.
Auf Behandlungsmethoden bin ich nicht sehr tief eingegangen, da
andere Bücher zu diesem Thema leicht verfügbar sind. Ich muss
hinzufügen, dass es in jedem Buch immer schwierig ist, den
wirklichen Sinn natürlicher Heilverfahren zu beschreiben und in
Bezug auf die Behandlungsmethoden nichts wirklich in Worte gefasst
werden kann.

THE DIFFERENCE BETWEEN NATURAL AND MODERN THERAPY

Natural therapy, the therapy of life, first became known to our ancient ancestors many thousands of years ago. They were able to use their inner eye to see the activity of the universe and the order in which life is made manifest. They could see the source of human life, with all its capacity, and could understand the body's sickness from this cosmic point of view.

This method of healing seeks the cause of illness in the unbalanced circulation of energy which appears as abnormal symptoms of the body. Its objective is to normalize the currents of life energy by bringing them into balance again. It deals with energy on an a priori level, before its materialization as a physical body.

The Real Sense of Natural Therapy

DER UNTERSCHIED ZWISCHEN NATÜRLICHEN UND MODERNEN HEILVERFAHREN

[4.1]   Das natürliche Heilverfahren, das Heilverfahren des Lebens, wurde unseren alten Vorfahren erstmalig vor vielen Jahrtausenden bekannt. Sie waren in der Lage, ihr inneres Auge zu nutzen, um die Tätigkeit des Universums zu erkennen und die Ordnung, in der das Leben manifestiert wird. Sie konnten die Quelle menschlichen Lebens, mit seiner gesamten Fähigkeit sehen und konnten die Krankheit des Körpers von diesem kosmischen Standpunkt aus verstehen.

[4.2]   Diese Heilmethode sucht die Ursache von Krankheit im unausgeglichenen Kreislauf der Energie, der in abnormen Begleiterscheinungen des Körpers hervortritt. Ihr Ziel ist die Normalisierung der Ströme der Lebensenergie, indem sie sie wieder ins Gleichgewicht bringt. Sie hat es mit Energie auf einer apriorischen[i] Ebene zu tun, vor ihrer Materialisation als ein physischer Körper.

---

[i] **a priori** – (lateinisch *a*, von … her und lateinisch *prior*, das vordere, frühere, erste) – Im Vorhinein/von Grund aus; im Sinne eines nicht weiter hinterfragbaren Grundes

Modern medicine is concerned with the elements of the physical body after it has been formed. It deals with that dimension of human life after the sperm and egg have combined, generating more cells and their growth into specialized functions such as organs, bones, skin, etc. When some part of the body acts abnormally, the dysfunction itself is called a disease and given a name. The doctor seeks to heal a particular part of the body, where the abnormal condition is. This is the research and technique of a posteriori therapy.

Natural therapy and modern therapy stand on two different dimensions of life. From two such diverse perspectives, it would necessarily follow that the methods of diagnosis and treatment would be entirely different.

Ultimately, to understand what natural therapy is, one must know what a human being is. One must first be clear about the source of human physical life – its activity and capabilities. In the same breath, one has to be talking about the life of the universe, in both its finite and infinite activity. It is this part of life that science does not include. For science, this dimension's world is unclear.

To give a brief explanation of natural therapy is close to impossible. Nevertheless, I will try to give a simplified version for those who are interested in studying this method, and for the general public who would like some basic knowledge of the subject.

                                    The Real Sense of Natural Therapy

[4.3]   Moderne Medizin befasst sich mit den Bestandteilen des physischen Körpers, nachdem er geformt wurde. Sie beschäftigt sich mit der Dimension des menschlichen Lebens, nachdem Spermium und Eizelle sich vereint haben, weitere Zellen erzeugt werden und deren Wachstum zu spezialisierten Funktionen, wie Organen, Knochen, Haut etc. Verhält sich irgendein Teil des Körpers abnormal, wird die Fehlfunktion selbst eine Krankheit genannt und ihr ein Name gegeben. Der Arzt versucht, jeweils den Teil des Körpers, in dem der abnormale Zustand ist, zu heilen. Das ist die Forschung und Technik aposteriorischer[i] Heilverfahren.

[4.4]   Natürliche Heilverfahren und Moderne Heilverfahren beruhen auf zwei verschiedenen Dimensionen des Lebens. Aus zwei so unterschiedlichen Sichtweisen würde notwendig folgen, dass die Methoden der Diagnose und Behandlung völlig verschieden wären.

[4.5]   Um zu verstehen, was das natürliche Heilverfahren ist, muss man letztendlich wissen, was ein menschliches Wesen ist. Man muss sich zuerst über die Quelle des menschlichen physischen Lebens klar sein – ihrer Tätigkeit und ihrer Fähigkeiten. Im selben Atemzug wird man über das Leben des Universums zu sprechen haben, sowohl über seine endliche, als auch seine unendliche Tätigkeit. Es ist dieser Teil des Lebens, den Wissenschaft nicht einschließt. Für Wissenschaft ist die Welt dieser Dimensionen unklar.

[4.6]   Eine kurze Erklärung des natürlichen Heilverfahrens zu geben, ist nahezu unmöglich. Trotzdem möchte ich versuchen, denjenigen eine vereinfachte Fassung zu geben, die am Studium dieser Methode interessiert sind, und für die allgemeine Öffentlichkeit, die gern etwas Grundlagenwissen zu diesem Thema hätte.

---

[i] **a posteriori** – (lateinisch *a*, von … her und lateinisch *posterior*, der spätere, hintere, jüngere, folgende) – Im Nachhinein, folgend, aus dem Apriorischen sich entfaltend

The principles of natural therapy are a legacy from many thousands of years ago. What these ancient people could grasp was that the total action of the life of the universe and that of human life have one source.

It was with this understanding that the human beings of ancient times created a civilization. All over the world, that time has been preserved in symbolic form through myths, prophecies, philosophies, religions, etc. The original principles of natural therapy, as found in the old documents, are a part of this legacy. They are the most important documents to guide modern civilization back to the way of truth.

In the ancient documents, the manner and terminology of the text are far from scientific, so a literal translation would be incomprehensible to the modern mind. To explain their contents, therefore, I shall borrow from the language of science, in order to translate their meaning.

All universal life and its physical manifestation are from one source. Its activity constantly changes, but it can never be made less; the sum total of life energy remains permanently unchanged.

Universal activity is based on the one greatest center of the universe which scientifically has not yet been understood. Within it is a void; pure, no-thing. It naturally attracts elements from outside, which, being heavier, fall into the void. The void is concentrating, or gravity power. This closing action continues until it reaches a critical point and then begins pushing the elements back out, in the expanding direction.

The Real Sense of Natural Therapy

[4.7]   Die Prinzipien des natürlichen Heilverfahrens sind das Erbe von vor vielen Jahrtausenden. Was dieses alte Volk erfassen konnte war, dass die vollständige Handlung des Lebens des Universums und die des menschlichen Lebens eine gemeinsame Quelle haben.

[4.8]   Mit diesem Verständnis haben die menschlichen Wesen der alten Zeiten Zivilisationen erschaffen. Überall auf der Welt wurde diese Zeit in symbolischer Form, durch Mythen, Prophezeiungen, Philosophien, Religionen etc. bewahrt. Die ursprünglichen Prinzipien des natürlichen Heilverfahrens, wie sie in den alten Dokumenten gefunden werden, sind ein Teil dieses Erbes. Sie sind die wichtigsten Dokumente, um die moderne Zivilisation zurück auf den Weg der Wahrheit zu führen.

[4.9]   In den alten Dokumenten sind Art und Ausdrucksweise des Textes weit entfernt vom Wissenschaftlichen, sodass eine wörtliche Übersetzung dem modernen Denken unverständlich wäre. Um ihre Inhalte zu erklären, werde ich daher Anleihen bei der Sprache der Wissenschaft machen, um ihre Bedeutung zu übersetzen.

[4.10]   Alles universale Leben und seine physische Manifestation stammen aus einer Quelle. Ihre Tätigkeit ändert sich dauernd, aber sie kann niemals verringert werden; die Gesamtsumme der Lebensenergie bleibt dauerhaft unverändert.

[4.11]   Universale Tätigkeit gründet auf dem einen größten Zentrum des Universums, das wissenschaftlich noch nicht verstanden wurde. In ihm ist eine Leere; rein, kein Ding [no thing, nothing, „nichts"]. Es zieht Elemente von außen natürlich an, denn sie fallen, da sie schwerer sind, in die Leere. Die Leere ist konzentrierend, oder Gravitationskraft. Diese schließende Handlung setzt sich fort, bis sie einen kritischen Punkt erreicht und dann beginnt, die Elemente wieder auszustoßen, in die ausdehnende Richtung.

Thus the center acts in two opposite ways, concentrating and expanding. In ancient China, the action of expansion was given the symbolic name of Yang and concentration was called Yin.

From the greatest center, the life energy of the universe has two modes of expansion: the total universe expands and at the same time, at the extremes of expansion, it also separates. The time and space for these two kinds of expansion occur in the world of infinity. This cannot be grasped from the dimension of the human, physical eye.

When energy cannot expand any further, either as a totality or in its separated parts, it turns back in the direction of concentration, going back into the greatest center. This also happens in two modes: the force of the total universe concentrates and each separated part individually concentrates, creating small whirlpools of energy.

It is in this moment of concentration that the beginning of the finite world is created: particles, molecules, atoms, etc. These combine to create the next level of formed existence. They keep joining, building larger and larger forms. Life energy continues to create the different dimensions of space this way, from smaller to larger.

This action of concentrating and joining creates four separate dimensions of universal energy. Science has already grasped that energy has four dimensions (Dr. Murray Gell-Mann). Their activity, when in the concentrating direction, finally creates the finite world, the dimensions that are perceivable with the physical senses.

The Real Sense of Natural Therapy

[4.12]   Also handelt das Zentrum auf zwei gegensätzlichen Wegen, konzentrierend und ausdehnend. Im alten China wurde der Handlung der Ausdehnung der symbolische Name Yang gegeben, und die Konzentration wurde Yin genannt.

[4.13]   Vom größten Zentrum aus hat die Lebensenergie des Universums zwei Ausdehnungsarten: das gesamte Universum dehnt sich aus und zur selben Zeit teilt es sich an den Extremen der Ausdehnung. Zeit und Raum für diese beiden Arten der Ausdehnung entstehen in der Welt der Unendlichkeit. Dies kann nicht aus der Dimension des menschlichen, physischen Auges erfasst werden.

[4.14]   Wenn die Energie sich nicht weiter ausdehnen kann, entweder als Gesamtheit oder in ihren getrennten Teilen, kehrt sie in die Richtung der Konzentration um und geht zurück in das größte Zentrum. Auch das geschieht auf zwei Arten: die Kraft des gesamten Universums konzentriert und jeder getrennte Teil konzentriert einzeln, was kleine Energiestrudel erzeugt.

[4.15]   In diesem Moment der Konzentration geschieht die Erzeugung des Beginns der endlichen Welt: Teilchen, Moleküle, Atome etc. Diese verknüpfen sich zur Erzeugung der nächsten Stufe geformter Existenz. Sie verbinden sich weiter und bilden immer größere Formen. Auf diesem Weg erzeugt die Lebensenergie fortgesetzt die verschiedenen Dimensionen des Raumes, vom Kleineren zum Größeren.

[4.16]   Diese Handlung der Konzentration und Verbindung erschafft vier getrennte Dimensionen universaler Energie. Die Wissenschaft hat bereits erfasst, dass Energie vier Dimensionen hat (Dr. Murray Gell-Mann). Ihre Tätigkeit in der konzentrierenden Richtung erzeugt schließlich die endliche Welt, die Dimensionen, die mit den physischen Sinnen wahrnehmbar sind.

The total finite world keeps concentrating, moving step by step, in time, closer to the greatest center. All form finally disappears, swallowed into the void of the greatest center. This means all form returns to the source energy where it changes and again takes the expanding direction.

Today science has conceptualized a black hole theory where each black hole controls a certain limited space in the universe in the center of a galaxy. A black hole (what I call a void center) is the end point of the concentration of the galactic system. In time, all the galaxy's physical elements will be swallowed by its black hole, including light, and from there will change to its expanding direction of energy. This is all within the space of that galactic system.

This action is of the same nature as the greatest center of the universe, as previously described. The difference is one of size. The greatest center's activity includes the total space of the universe and is perpetual. The black holes detected by science are limited to the bounds of each galaxy. Compared to our life span their activity seems permanent, but actually, they too have a limited life span.

The life energy of the total universe is based on this greatest center and is continuously expanding and concentrating from there. Automatically, these two waves of energy, spiraling in opposite directions, will meet and synchronize everywhere in the space of the universe.

At the moment and place of synchronization, these two opposite spiraling waves create whirlpools of life energy – larger, smaller, stronger, weaker, etc. The whirlpool is the space in which all finite

[4.17]   Die gesamte endliche Welt konzentriert weiter und bewegt sich
Schritt für Schritt in der Zeit näher zum größten Zentrum. Letztlich
verschwindet alle Form, verschluckt in die Leere des größten
Zentrums. Das bedeutet, alle Form kehrt zur Quellenergie zurück, wo
sie sich wandelt und erneut die Richtung der Ausdehnung nimmt.

[4.18]   Die heutige Wissenschaft hat eine Theorie des Schwarzen
Loches entworfen, in der jedes schwarze Loch einen bestimmten
begrenzten Raum im Universum im Zentrum einer Galaxie
kontrolliert. Ein schwarzes Loch (was ich ein Leeres Zentrum nenne)
ist der Endpunkt der Konzentration des galaktischen Systems. Mit der
Zeit werden alle physischen Bestandteile der Galaxie, einschließlich
Licht, von ihrem Schwarzen Loch verschluckt und wechseln von dort
zu ihrer ausdehnenden Richtung der Energie.

[4.19]   Wie bereits beschrieben, ist diese Handlung von derselben
Natur wie die des größten Zentrums des Universums. Der
Unterschied besteht in der Größe. Die Tätigkeit des größten
Zentrums schließt den gesamten Raum des Universums ein und ist
immerwährend. Die von der Wissenschaft aufgespürten schwarzen
Löcher sind an die Grenzen der jeweiligen Galaxie gebunden.
Verglichen mit unserer Lebenszeit erscheint ihre Tätigkeit dauerhaft,
aber tatsächlich haben auch sie eine begrenzte Lebenszeit.

[4.20]   Die Lebensenergie des gesamten Universums gründet in
diesem größten Zentrum und dehnt sich aus und konzentriert
fortgesetzt von [bzw. nach] dort. Automatisch treffen und
synchronisieren sich diese beiden Energiewellen, die sich spiralförmig
in entgegengesetzte Richtungen bewegen, überall im Raum des
Universums.

[4.21]   Im Moment und Ort der Synchronisation erschaffen diese zwei
gegensätzlichen spiralförmigen Wellen Strudel von Lebensenergie –
ausgedehntere, kleinere, stärkere, schwächere etc. Der Strudel ist der

phenomena are created; it is the source of the space and time of all finite phenomena.

Each whirlpool's activity is of exactly the same nature as that of the greatest center. That is, each one has a void center and acts in two modes of expansion and two of concentration. The difference is that these a priori whirlpools are limited in time and space. The gravity power of each center determines the differences of age and spatial area: longer, shorter, larger, smaller, etc.

Each whirlpool will also grow in strength and enlarge its space just as a young life will grow up and reach maturity. At the height of its power, the center's strength will start to diminish. After collecting to its maximum, the whirlpool weakens and its power is absorbed by other, younger whirlpools nearby. These changes, from increase to decrease of a priori life activity, manifest the age of a posteriori life for all finite, physical phenomena.

The life energy of a whirlpool acts not only within its two modes of expansion and two modes of concentration, but also in five dimensions. This is the action of a priori life and it is the substance of the human being. It is the capacity of self.

From ancient times, natural therapy gave a symbolic name to this life activity (which divides into five dimensions). It called the five dimensions gogio – the five elements. For each dimension's energy, it used a symbolic name taken from nature: wood, fire, earth, metal, water.

The Real Sense of Natural Therapy

Raum, in dem alle endlichen Phänomene erschaffen werden; er ist die Quelle des Raumes und der Zeit aller endlichen Phänomene.

[4.22]   Die Tätigkeit jedes Strudels ist von genau derselben Natur wie die des größten Zentrums. Das heißt, jeder hat ein leeres Zentrum und handelt in zwei Arten der Ausdehnung und zwei der Konzentration. Der Unterschied ist, dass diese apriorischen Strudel in Zeit und Raum begrenzt sind. Die Gravitationskraft jedes Zentrums bestimmt die Unterschiede in Alter und räumlichem Gebiet: länger, kürzer, ausgedehnter, kleiner etc.

[4.23]   Auch wächst jeder Strudel in der Stärke und dehnt seinen Raum aus, gleich einem jungen Leben, das heranwächst und reif wird. Auf der Höhe seiner Kraft beginnt sich die Stärke seines Zentrums zu vermindern. Nachdem er bis zum Höchstmaß angesammelt hat, wird der Strudel schwächer und seine Kraft wird von anderen, jüngeren Strudeln in der Nähe aufgenommen. Diese Veränderungen, vom Ansteigen zum Abnehmen der apriorischen Lebenstätigkeit, manifestieren das Alter des aposteriorischen Lebens aller endlichen, physischen Phänomene.

[4.24]   Die Lebensenergie eines Strudels handelt nicht nur in ihren zwei Arten der Ausdehnung und zwei Arten der Konzentration, sondern auch in fünf Dimensionen. Das ist die Handlung des apriorischen Lebens und es ist der Wesenskern des menschlichen Wesens. Es ist die Fähigkeit des Selbst.

[4.25]   Von alters her hat das natürliche Heilverfahren dieser Lebenstätigkeit (die sich in fünf Dimensionen teilt) einen symbolischen Namen gegeben. Es nannte die fünf Dimensionen Gogio – die fünf Elemente. Für die Energie jeder Dimension nutzte es einen symbolischen, aus der Natur genommenen Namen: Holz, Feuer, Erde, Metall, Wasser.

A priori human life energy, then, separates into gogio – (mok ka do gon sui), spiraling within each whirlpool and sustaining thereby a certain limited space. It attracts the elements it needs from its immediate environment, concentrating and increasing itself, creating the material of the physical body, giving it life and capacity. When the life power of the five a priori elements is at its earlier stage of development, it creates smaller a posteriori forms such as sperm, eggs, primary cells, etc. As its power increases, by combining with other whirlpools it has attracted, the combined energy also creates a stronger physical body. That is how the human body grows to maturity. When it has developed to its fullest, the body strength begins to wane. Sickness refers to abnormal conditions of the physical constitution; that is, each person's abnormal mental or physical feelings. Modern therapy utilizes the scientific method to uncover the cause of such conditions by examining the body itself. The objective of treatment is to repair that part of the body which is dysfunctional. Natural therapy searches for the abnormal activity of the five a priori dimensions of life energy and adjusts their malsynchronization.

The methods of diagnosis and treatment of natural therapy deal with the currents of five dimensions of energy, or meridians. It finds which current and direction has lost balance, which current is out of synchronization with the others – which part of the body is out of harmony with the rest.

   The Real Sense of Natural Therapy

[4.26]   Die apriorische menschliche Lebensenergie teilt sich demnach in Gogio – (Mok Ka Doe Gon Sui)[i], die sich spiralförmig innerhalb jedes Strudels bewegen und dadurch einen bestimmten begrenzten Raum erhalten. Sie zieht die Bestandteile, die sie braucht aus ihrer unmittelbaren Umgebung an, konzentriert sich und nimmt selbst zu, erschafft das Material des physischen Körpers und gibt ihm Leben und Fähigkeiten. Wenn die Lebenskraft der fünf apriorischen Elemente in ihrem früheren Entwicklungsstadium ist, erschafft sie kleinere aposteriorische Formen wie Sperma, Eizellen, primäre Zellen etc. Wenn ihre Kraft zunimmt, indem sie sich mit anderen Strudeln verbindet, die sie angezogen hat, erzeugt die vereinte Energie auch einen stärkeren physischen Körper. Derart wächst der Körper zur Reife. Wenn er sich aufs Vollste entwickelt hat, beginnt die Körperstärke zu schwinden. Krankheit geht zurück auf abnorme Zustände der physischen Verfassung; das heißt, die abnormen seelischen oder physischen Empfindungen der jeweiligen Person. Das Moderne Heilverfahren benutzt die wissenschaftliche Methode, um die Ursache solcher Zustände aufzudecken, indem es den Körper selbst untersucht. Das Ziel der Behandlung ist, den funktionsgestörten Teil des Körpers zu reparieren. Das natürliche Heilverfahren sucht nach der abnormen Tätigkeit der fünf apriorischen Dimensionen der Lebensenergie und reguliert deren gestörte Synchronisation.

[4.27]   Die Diagnose- und Behandlungsmethoden des natürlichen Heilverfahrens arbeiten mit den Strömen der fünf Dimensionen der Energie oder den Meridianen. Sie findet heraus, welcher Strom und welche Richtung das Gleichgewicht verloren haben, welcher Strom nicht mehr mit den anderen synchronisiert ist – welcher Teil des Körpers nicht mehr in Einklang mit dem Übrigen ist.

---

[i] Japanisch: Holz, Feuer, Erde, Metall, Wasser

The four ways of diagnosis are: seeing, hearing, questioning and touching. Natural therapy then tries to normalize the circulation of life energy within the space of the body.

Natural therapy works exclusively to maintain a perfect condition of the circulation of the five a priori dimensions' energy in the space of the human body. It also tries to bring all physical life into harmony with the life of the universe, as one activity that follows the same rhythm, order and law.

The name of a disease as deduced by modern medicine can be of some help diagnostically. However, by capably following the correct procedures of traditional methods of diagnosis and treatment, it is not necessary to know the name of the disease; all types of disease will naturally be cured.

It is not the techniques of natural therapy that do the healing. It is the judgment of each person's life substance that heals the body it has created. Technique is solely for the manipulation of life energy currents. Modern medicine tries to heal a disease directly with the physical body. For natural therapy, the healer is the universal law; for modern therapy, it is the human being that is the healer of the disease.

Modern therapy has, of course, made great strides with its advanced methods of treatment and the use of drugs, more powerful than natural methods. However, its basic point of view limits itself to the boundaries of the physical system. It does not grasp the law of the a priori world.

                              The Real Sense of Natural Therapy

[4.28]   Die vier Wege der Diagnose sind: sehen, hören, fragen und berühren. Das natürliche Heilverfahren versucht dann, den Kreislauf der Lebensenergie im Raum des Körpers zu normalisieren.

[4.29]   Das natürliche Heilverfahren arbeitet ausschließlich, um einen ausgezeichneten Zustand des Kreislaufes der fünf apriorischen Dimensionen der Energie im Raum des menschlichen Körpers zu erhalten. Es versucht ebenso, alles physische Leben in Einklang mit dem Leben des Universums zu bringen, als eine Tätigkeit, die demselben Rhythmus, derselben Ordnung und demselben Gesetz folgt.

[4.30]   Der Name einer Krankheit, wie er von der Modernen Medizin abgeleitet wird, kann diagnostisch etwas helfen. Dennoch ist es nicht notwendig, den Namen der Krankheit zu kennen, wenn man fähig den richtigen Verfahren der traditionellen Methoden der Diagnose und Behandlung folgt; alle Arten von Krankheit werden natürlich geheilt.

[4.31]   Es ist nicht die Technik des natürlichen Heilverfahrens, die die Heilung herbeiführt. Es ist die Urteilskraft des Wesenskerns des Lebens der jeweiligen Person, die den Körper heilt, den sie erschaffen hat. Die Technik dient lediglich der Manipulation der Ströme der Lebensenergie. Moderne Medizin versucht, eine Krankheit direkt mit dem physischen Körper zu heilen. Für das natürliche Heilverfahren ist der Heiler das universale Gesetz; für das Moderne Heilverfahren ist es das menschliche Wesen, das der Heiler der Krankheit ist.

[4.32]   Natürlich hat das Moderne Heilverfahren große Fortschritte gemacht, mit seinen fortschrittlichen Behandlungsmethoden und der Verwendung von Medikamenten, mächtiger als die natürlichen Methoden. Dennoch beschränkt es sich durch seine grundlegende Ansicht selbst auf die Grenzen des physischen Systems. Es erfasst das Gesetz der apriorischen Welt nicht.

With its powerful treatment techniques, modern therapy can successfully heal that part of the body which is diseased but it also destroys the other parts of the body. For natural therapy, it is forbidden to violate the law of life by breaking down the body's parts. Doctors and patients do not realize that this is in fact what they are doing.

In the foregoing, I have given only a very rough explanation of the differences in healing between natural and modern therapies. It was not meant as a criticism of modern methods. The two should be working together.

For the last few hundred years, the scientific method has searched exclusively in the physical realm. It has almost completely clarified the question of the human physical constitution. So many people, East and West, have given the energy of a lifetime to develop modern therapy. I give all of them my deepest respect and gratitude for their devotion.

My hope is that modern therapy can take one step further and research the a priori life world, which creates physical life. My hope and prayer is not for the benefit of the individual practitioner but for the perfection of the therapy of this civilization. My hope is also the hope of all humanity.

Natural therapy has the broadest concept of the universe. It requires a minimum of ten years' study in order to grasp this sense. After ten years, you may consider yourself a beginner; that is the traditional teaching from ancient times. When I reflect about my experience of the last fifty years, I can say this teaching is true; it is exactly like that.

                    The Real Sense of Natural Therapy

[4.33]   Mit seinen leistungsstarken Behandlungstechniken kann das
Moderne Heilverfahren erfolgreich den Teil des Körpers heilen, der
krank ist, aber es zerstört auch die anderen Teile des Körpers. Dem
natürlichen Heilverfahren ist es verboten, das Gesetz des Lebens zu
verletzen, indem es Teile des Körpers niederreißt. Ärzte und
Patienten sehen nicht ein, dass es faktisch das ist, was sie tun.

[4.34]   Im Vorangegangenen habe ich lediglich eine grobe Erklärung
der Unterschiede des Heilens zwischen natürlichen und modernen
Heilverfahren gegeben. Das war nicht als Kritik der modernen
Methoden gemeint. Die zwei sollten zusammenarbeiten.

[4.35]   In den letzten paar Jahrhunderten hat die wissenschaftliche
Methode ausschließlich in der physischen Sphäre gesucht. Sie hat die
Frage nach der menschlichen physischen Verfassung fast vollständig
geklärt. Sehr viele Menschen in Ost und West haben die Energie einer
Lebenszeit gegeben, um das Moderne Heilverfahren zu entwickeln.
Ihnen allen zolle ich tiefsten Respekt und Dankbarkeit für ihre
Hingabe.

[4.36]   Meine Hoffnung ist, dass das Moderne Heilverfahren einen
Schritt weiter gehen kann und die apriorische Lebenswelt erforscht,
die das physische Leben erzeugt. Meine Hoffnung und mein Gebet
gelten nicht dem Vorteil des einzelnen Arztes, sondern der
Vervollkommnung der Heilung dieser Zivilisation. Meine Hoffnung
ist auch die Hoffnung der ganzen Menschheit.

[4.37]   Das natürliche Heilverfahren hat das weiteste Konzept des
Universums. Es erfordert mindestens ein zehnjähriges Studium, um
seinen Sinn zu erfassen. Nach zehn Jahren könntest du dich selbst als
Anfänger betrachten; das ist die traditionelle Lehre aus alten Zeiten.
Wenn ich über die Erfahrung meiner letzten fünfzig Jahre reflektiere,
kann ich sagen, diese Lehre ist wahr; es ist genau so.

Whoever wishes to search this way must get over their greed and ulterior motives – whatever ideas they have from their lower dimensions. Without talking too much, they must quietly go the straight road, working to perfect this human therapy. They must have a pure mind as a missionary, with strong confidence and courage.

If they cannot reach toward their higher dimensions' inner morality, then consciously or not, they destroy the truth. From the outset, they have no capacity as healers. People who continue the wrong way must know they are destroying the truth and that, sooner or later, they are obliged to suffer the punishment of the universal law, the law of God. They must finally destroy themselves.

The epoch of the material-scientific civilization is drawing to a close and the time is coming for all human beings to return to the way of truth and justice.

[4.38]   Diejenigen, die wünschen, diesen Weg zu erforschen, müssen ihre Gier und Hintergedanken überwinden – was für Ideen sie auch immer aus ihren niedrigeren Dimensionen haben. Ohne zu viel zu reden, müssen sie still den direkten Weg gehen und an der Vervollkommnung dieses menschlichen Heilverfahrens arbeiten. Sie müssen einen reinen Geist haben, wie ein Missionar, mit starkem Vertrauen und Mut.

[4.39]   Wenn sie nicht an ihre innere Moral der höheren Dimensionen heranreichen können, dann werden sie, bewusst oder nicht, die Wahrheit zerstören. Sie haben von Anfang an keine Fähigkeit als Heiler. Menschen, die den falschen Weg fortsetzen, müssen wissen, dass sie die Wahrheit zerstören, und früher oder später sind sie gezwungen, die Strafe des universalen Gesetzes, des Gesetzes Gottes, zu erleiden. Sie müssen sich letztendlich selbst zerstören.

[4.40]   Das Zeitalter der materialistisch wissenschaftlichen Zivilisation zieht seinem Ende entgegen und für alle menschlichen Wesen kommt die Zeit, auf den Weg der Wahrheit und Gerechtigkeit zurückzukehren.

SELF – HEALTH

Sound Exercise

The Kototama sounds in Futonorito order. Starting with **A**, read from right **A, I, E, O, U...TA, TI, TE...** and then **A, TA, KA, MA, HA, LA, NA, YA, SA, WA...I, TI, KI...**

WA	SA	YA	NA	LA	HA	MA	KA	TA	A
WI	SI	YI	NI	LI	HI	MI	KI	TI	I
WE	SE	YE	NE	LE	HE	ME	KE	TE	E
WO	SO	YO	NO	LO	HO	MO	KO	TO	O
WU	SU	YU	NU	LU	HU	MU	KU	TU	U

SELBSTHEILUNG

Klangübung

[5.1]   Die Kototama-Klänge in der Reihenfolge Futonorito.
Beginnend mit **A**, lies von rechts **A, I, E, O, U...TA, TI, TE...** und
dann **A, TA, KA, MA, HA, LA, NA, YA, SA, WA...I, TI, KI...**

WA	SA	YA	NA	LA	HA	MA	KA	TA	A
WI	SI	YI	NI	LI	HI	MI	KI	TI	I
WE	SE	YE	NE	LE	HE	ME	KE	TE	E
WO	SO	YO	NO	LO	HO	MO	KO	TO	O
WU	SU	YU	NU	LU	HU	MU	KU	TU	U

These sounds are the basic life rhythms at the bottom of human physical life. From ancient times, religions speak of the Word of God, and these are the contents of the Word. This exercise is for grasping the meaning of each sound rhythm, that is, one's own substance. The sounds are voiced using the entire body, as both a physical and spiritual purification exercise.

Each sound should be pronounced exactly, one at a time. It is helpful at first to practice with other, more experienced students.

Make each sound for as long as possible in one breath and with full voice.

A (ah): the mouth is fully open, big and round.
I (ee): bite the teeth, opening the lips sideways.
E (eh): from the **I** position, open the teeth.
O (oh): open the mouth half-way, making it round.
U (oo): make the mouth small and round.

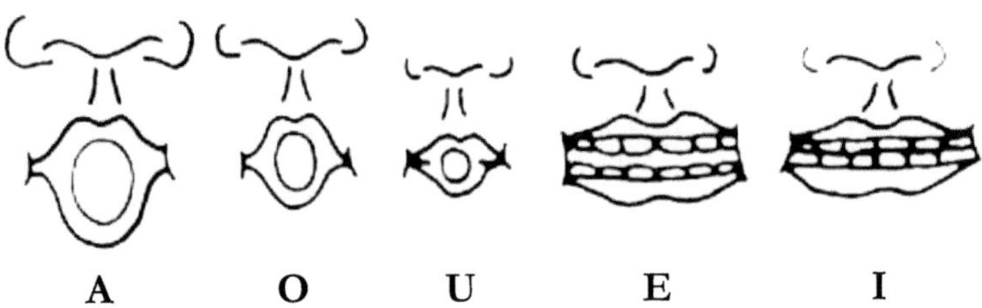

Do this exercise breathing deeply and with the deepest concentration of spirit. It may be done sitting or standing, but the body should be pulled up with a straight spine. Sound out from the tanden, located a few inches below the navel.

The Real Sense of Natural Therapy

[5.2]   Diese Klänge sind die grundlegenden Lebensrhythmen am Grund des menschlichen physischen Lebens. Seit alten Zeiten sprechen die Religionen vom Wort Gottes, und dies sind die Gehalte des Wortes. Die Übung dient zum Erfassen der Bedeutung jedes Klangrhythmus, das heißt, des eigenen Wesenskerns. Die Klänge werden unter Verwendung des ganzen Körpers ausgesprochen, sowohl als physische als auch geistige Reinigungsübung.

[5.3]   Jeder Klang sollte jeweils einzeln präzise betont werden. Es ist hilfreich, zuerst mit anderen, erfahreneren Studenten zu üben.

[5.4]   Mach jeden Klang so lang wie möglich, in einem Atemzug und mit voller Stimme.

A: Der Mund ist voll geöffnet, groß und rund.
I: Beiß die Zähne zusammen und öffne die Lippen seitwärts.
E: Öffne die Zähne aus der Position **I**.
O: Öffne den Mund halb und mach ihn rund.
U: Mach den Mund klein und rund.[i]

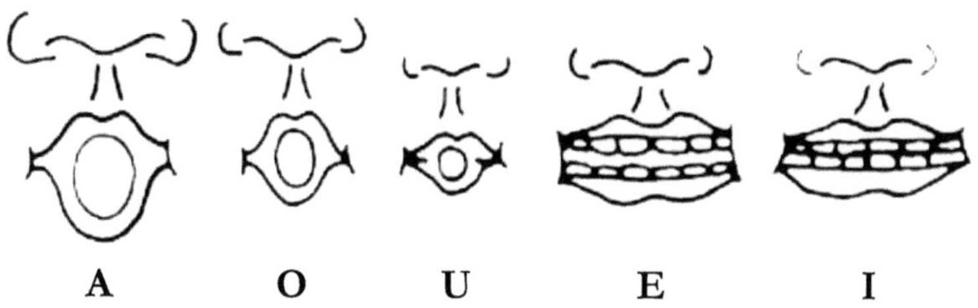

[5.5]   Mach diese Übung mit tiefen Atemzügen und der tiefsten Konzentration des Geistes. Sie kann sitzend oder stehend gemacht werden, aber der Körper sollte aufgerichtet sein, mit einer geraden Wirbelsäule. Lass den Klang vom Tanden ausgehen, das sich einige Zentimeter unter dem Nabel befindet.

---

[i] **A** wie in "ah", **I** wie in "Wiese", **E** wie in "Weg", **O** wie in "oh", **U** wie in "Uhr"

Breathing Therapy

a) Breathe quietly and slowly. At the end of each in breath, breathe in three more short breaths and then exhale slowly. At the end of each exhale, breathe out three short breaths.

b) After practicing awhile, try to lengthen the time of each direction of breathing, but be careful about your strength and capacity. This exercise should not be forced.

c) This exercise is best done in the morning but not in polluted air.

d) Exercise in a sitting, standing or lying down (on the back) position.

Heilverfahren Atmen

27

a) Atme ruhig und langsam. Am Ende jedes Einatmens, atme drei weitere kurze Atemzüge ein und atme dann langsam aus. Am Ende jedes Ausatmens, atme drei kurze Atemzüge aus.

b) Nachdem du eine Weile geübt hast, versuche, die Zeit jeder Atemrichtung zu verlängern, aber achte auf deine Stärke und Fähigkeit. Bei dieser Übung sollte nichts erzwungen werden.

c) Die Übung macht man am besten morgens, aber nicht in verschmutzter Luft.

d) Übe in sitzender, stehender oder (auf dem Rücken) liegender Position.

Rubbing Therapy

a) Rub your hand all over your body. Wherever you feel a stiffness or pain, slightly press down on it for awhile.

b) Using a 100% cotton dry cloth or towel, rub the entire body until it has warmed up.

c) Dip a towel into cold water and ring it out. Rub it all over the body until the skin becomes red. Do not do this if you are catching cold or if you have a fever.

Heilverfahren Reiben

Der wirkliche Sinn natürlicher Heilverfahren　　　　　28

a) Reibe mit deinen Händen über deinen ganzen Körper. Wo immer du eine Versteifung oder Schmerz fühlst, drücke eine Weile leicht darauf.

b) Reibe mit einem trockenen Tuch oder Handtuch aus 100% Baumwolle den gesamten Körper, bis er sich erwärmt hat.

c) Tauche ein Handtuch in kaltes Wasser und wringe es aus. Reibe es über den ganzen Körper bis die Haut rot wird. Mach das nicht, wenn du dich erkältet oder Fieber hast.

Shower Therapy

a) Use alternating hot and cold showers, thirty seconds hot and thirty seconds cold, repeating two or three times. After becoming habituated, lengthen the time to one minute each. The last shower should be cold. During the shower, vigorously rub the body with a tawashi or towel until the skin radiates.

b) At first, hot and cold temperatures should not be too extreme. When feeling stronger, slowly widen the temperatures, a little colder and a little warmer. Later on you may start with cold, alternate with hot, finishing with cold.

c) This exercise trains the body physically and spiritually and improves its adaptive ability, to better synchronize with outside changes in temperature. It also helps blood circulation and strengthens the skin. In the beginning, do not force it too much and do not hurry along the way. It should be done according to the body's condition and strength and not more than twice a day.

The Real Sense of Natural Therapy

[5.8]
Heilverfahren Duschen

a) Nutze abwechselnde, heiße und kalte Duschen, dreißig Sekunden heiß und dreißig Sekunden kalt, zwei oder dreimal wiederholt. Nachdem du dich daran gewöhnt hast, verlängere die Zeit auf jeweils eine Minute. Die letzte Dusche sollte kalt sein. Reibe den Körper während des Duschens kräftig mit einem Tawashi[i] oder Handtuch, bis die Haut strahlt.

b) Zuerst sollten die heißen und kalten Temperaturen nicht zu extrem sein. Wenn du dich stärker fühlst, steigere die Temperaturen, ein wenig kälter und ein wenig wärmer. Später kannst du mit kalt beginnen, mit heiß abwechseln und mit kalt beenden.

c) Diese Übung trainiert den Körper physisch und geistig und verbessert seine Anpassungsfähigkeit, um sich besser mit äußeren Temperaturänderungen zu synchronisieren. Sie hilft auch dem Blutkreislauf und stärkt die Haut. Erzwinge am Anfang nicht zu viel und eile nicht auf dem Weg. Sie sollte entsprechend der Verfassung und Stärke des Körpers gemacht werden und nicht mehr als zweimal am Tag.

---

[i] Aus dem Japanischen; eine Art Schwamm oder Lappen

Self Exercise

Head: Do shiatsu (pressure) on the head with your fingers, starting from the center line, and going down on the sides all around your head. Under the base of the skull, press up with the thumbs. Press everywhere on the face – eyes, ears, nose, under the jaw, the chin, the throat and all around the back of the neck. Wherever it feels sensitive, press a little more.

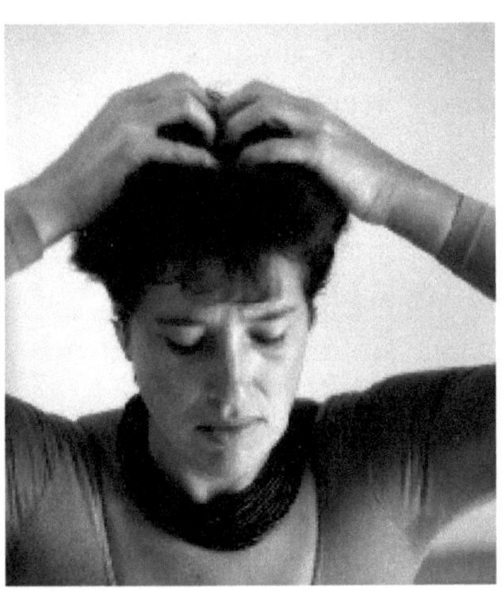
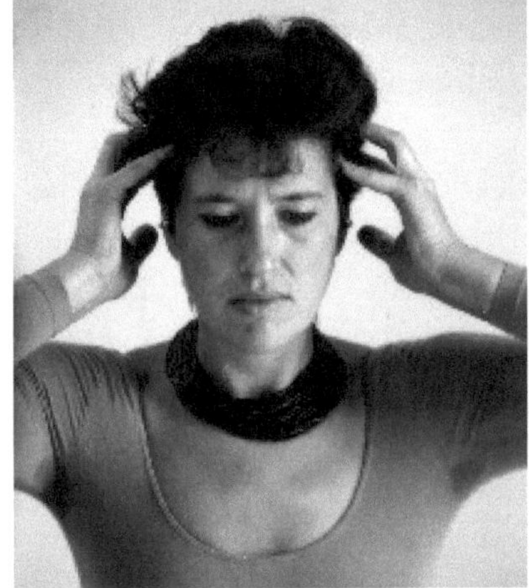

The Real Sense of Natural Therapy

[Manuelle]
Selbstbehandlung

[5.9]   **Kopf:** Mach mit deinen Fingern Shiatsu[i] (Druck) am Kopf, beginnend von der Mittellinie und dann zu den Seiten ringsum herabgehend. Drück unter der Schädelbasis[ii] mit den Daumen nach oben. Drück überall im Gesicht – Augen, Ohren, Nase, unter dem Kiefer, das Kinn, die Kehle und ringsherum an der Rückseite des Nackens. Wo es sich empfindlich anfühlt, drücke ein wenig mehr.

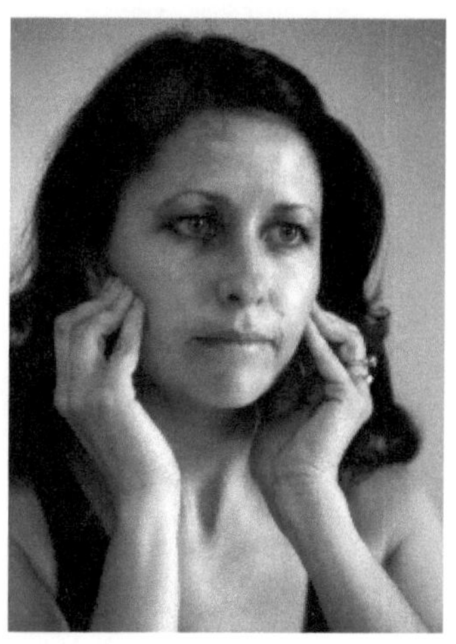

---

[i] Japanisch: Fingerdruckmassage, (Akupressur)

[ii] Die äußere Schädelbasis ist der äußerlich sichtbare Teil, wenn man von außen auf den Schädelboden sieht. Sie reicht vom äußeren Hinterhauptvorsprung bis zu den Schneidezähnen des Oberkiefers. (Der Körper des Menschen. Einführung in Bau und Funktion. 17. Auflage. Georg Thieme Verlag. Stuttgart, New York. 2016)

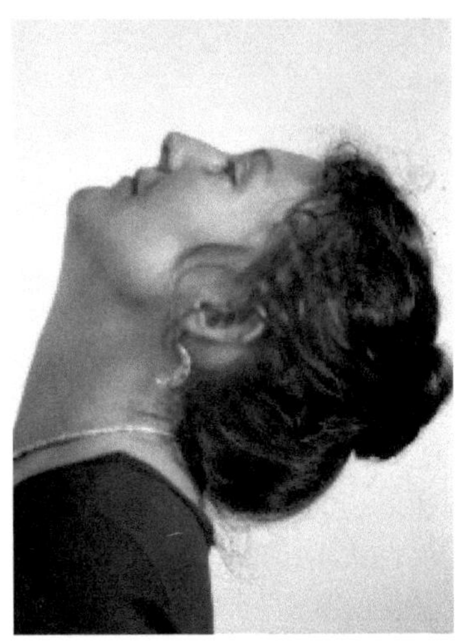 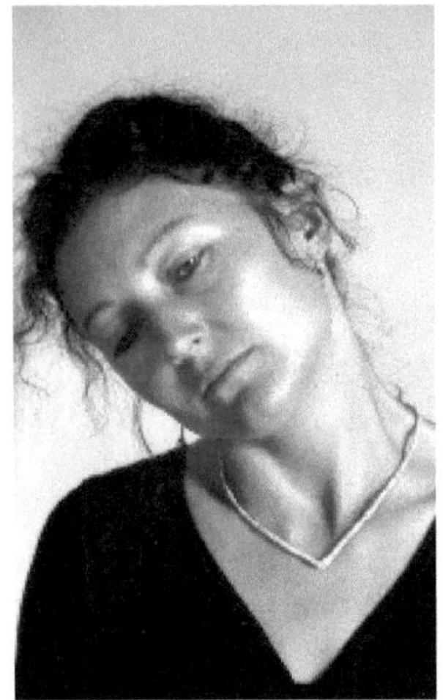

Neck: Move the neck back and forth, front, back and sideways. Turn the head to the left and right and completely around, circling left to right and right to left.

Shoulders: Using the arms, turn the shoulders from front to back and back to front. Then shake the arms up and down. Or you may lie face down on the floor, leaning on the arms, going up and down.

The Real Sense of Natural Therapy

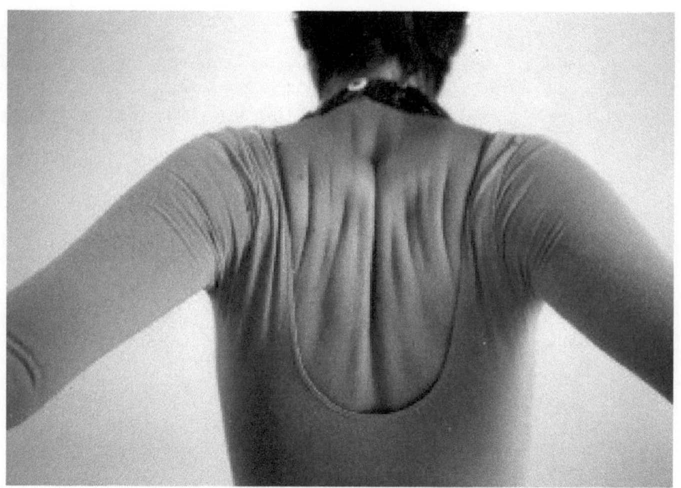

[5.10]   **Nacken**: Bewege den Nacken rückwärts und vorwärts, nach vorn, zurück und seitwärts. Drehe den Kopf nach links und rechts und vollständig herum, von links nach rechts und rechts nach links kreisend.

[5.11]   **Schultern**: Drehe die Schultern mit den Armen von vorn nach hinten und von hinten nach vorn. Dann schüttele die Arme nach oben und unten. Oder du kannst dich auch mit dem Gesicht nach unten auf den Boden legen, auf die Arme stützen und [mit den Schultern] nach oben und unten gehen.

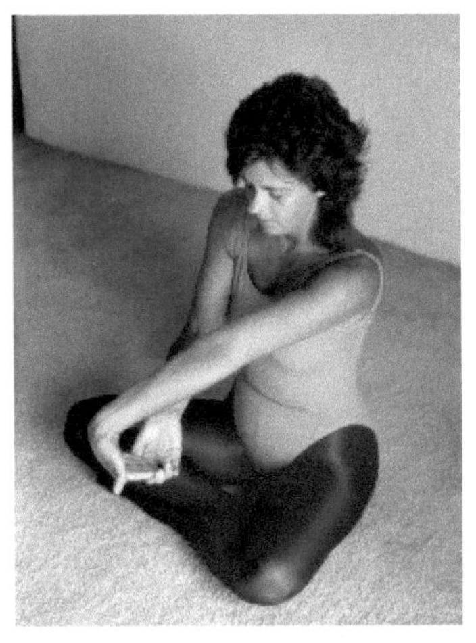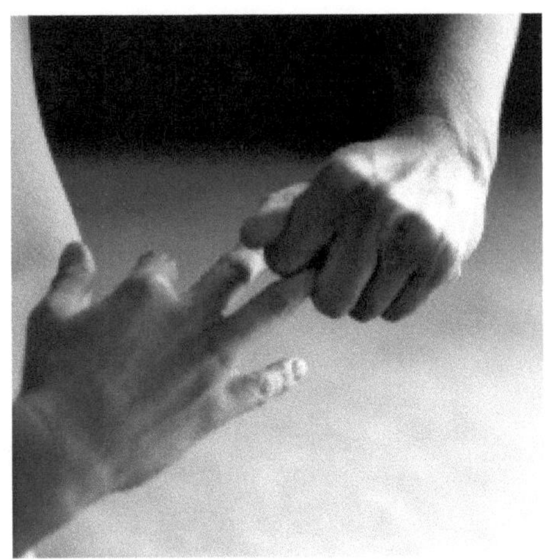

Arms and hands: Extend and flex the elbows, wrists and fingers. Twist and pull out the fingers. Twist the wrists, going up and down, sideways and around.

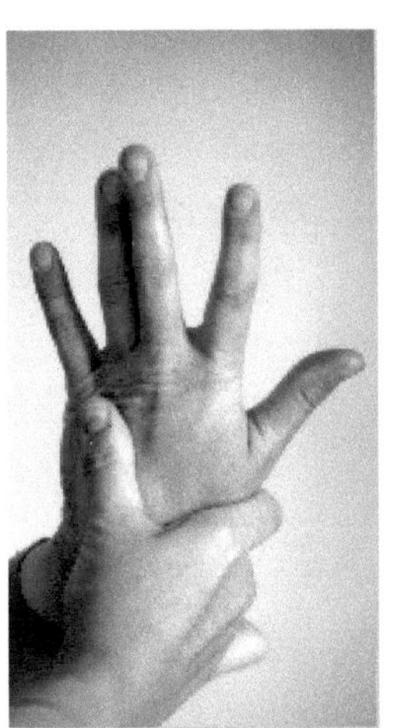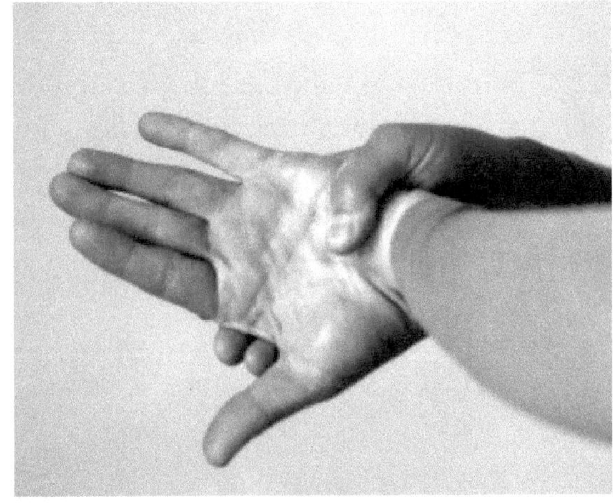

[5.12] **Arme und Hände**: Dehne und biege die Ellenbogen, Handgelenke und Finger. Verdrehe und ziehe die Finger lang. Verdrehe die Handgelenke, nach oben und unten gehend, zur Seite und ringsherum.

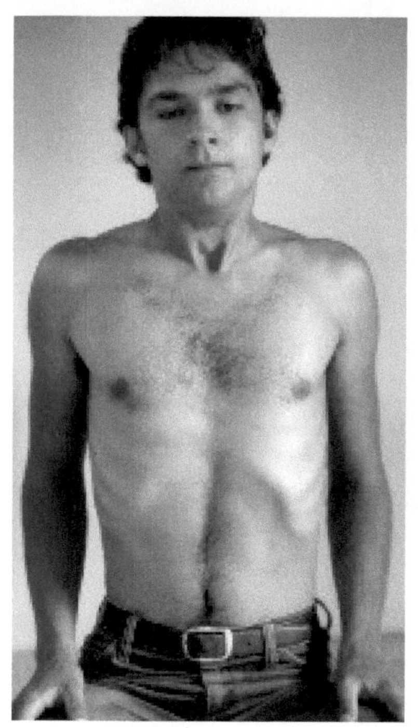 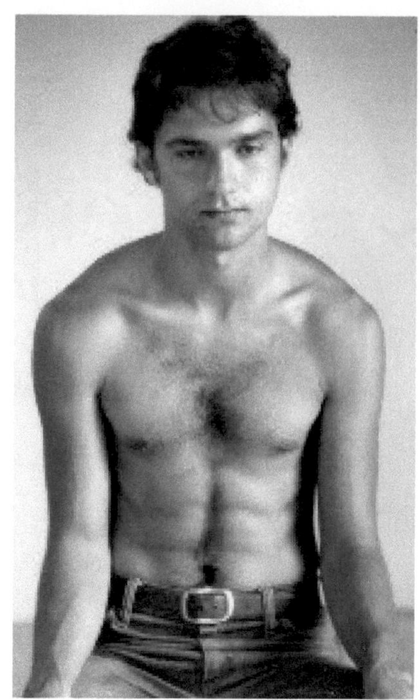

Chest: Push out the chest while inhaling and collapse at the end of expansion with a short exhale.

[5.13] **Brust:** Drücke die Brust heraus währen du einatmest und lass sie am Ende der Ausdehnung mit einem kurzen Ausatmen einfallen.

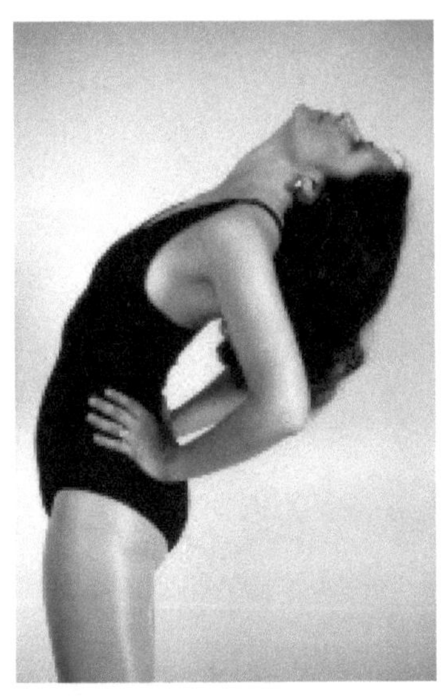

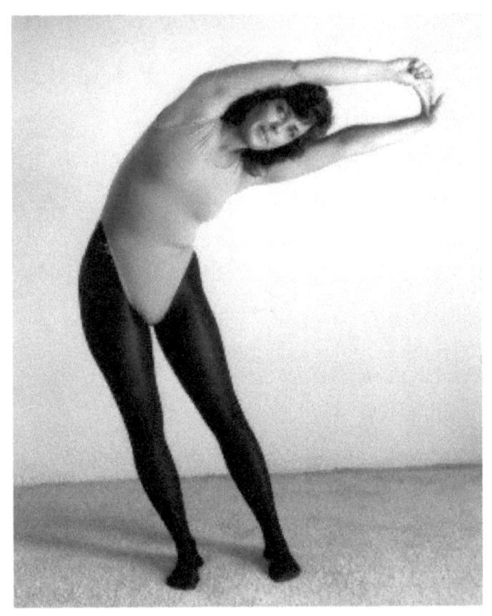

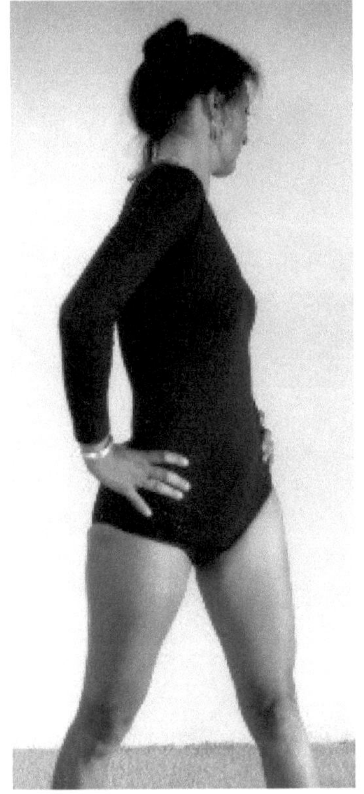

Sides of body: With hands on hips, bend up and down and sideways. Then twist the upper body from the waist, back and forth, and turn in a circular fashion, back and forth. This may also be done with the arms extended over the head.

[5.14] **Die Seiten des Körpers:** Beuge dich, mit den Händen auf den Hüften, nach oben und unten und seitwärts. Dann verdrehe den Oberkörper von der Taille aus nach hinten und vorne und drehe kreisend vorwärts und rückwärts [mit Fokus auf den Oberkörperseiten]. Das kann auch mit über den Kopf ausgestreckten Armen gemacht werden.

The Real Sense of Natural Therapy
Der wirkliche Sinn natürlicher Heilverfahren

Thigh muscles and knees: Standing up, spread the legs and move from side to side, pulling the thigh muscles. With legs closer together, bend from the waist, back and front, twist back and forth, and turn in a circular fashion. Then stand up on the toes and bend the knees completely, going up and down.

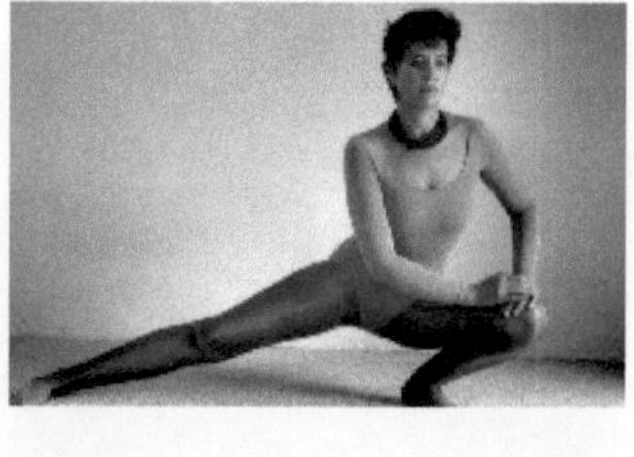

[5.15] **Oberschenkelmuskeln und Knie**: Spreize im Stand die Beine und bewege dich von Seite zu Seite, dehne die Oberschenkelmuskeln. Beuge dich mit eng geschlossenen Beinen von der Taille zurück und vor, verdrehe dich rückwärts und vorwärts, und drehe dich kreisförmig [mit Fokus auf Schenkel und Knie]. Stell dich dann auf die Zehen und beuge die Knie, auf- und abgehend.

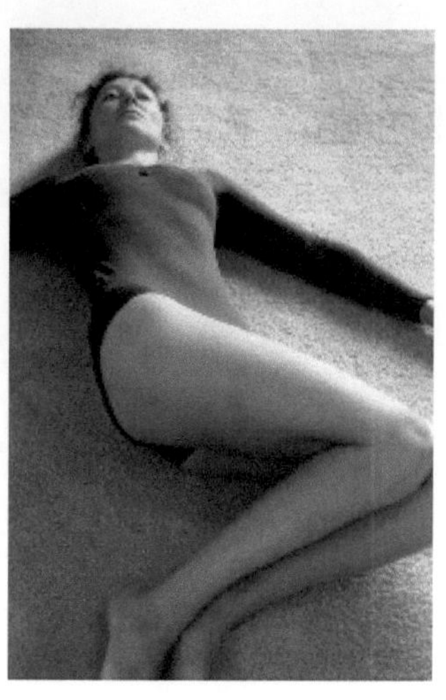

Abdomen, spine and hips: Breathing deeply from the abdomen, pull the abdomen up and down. Then move the belly around in a circle and in and out. Lie on your back, legs straight; sit up (inhaling) and come down (exhaling). Put the knees up and twist them from side to side. With legs straight, lie on your back and move back and forth like a goldfish.

[5.16] **Unterleib, Wirbelsäule und Hüften**: Atme tief aus dem Unterleib, zieh den Unterleib hoch und runter. Dann bewege den Bauch im Kreis umher und nach innen und außen. Leg dich mit geraden Beinen auf deinen Rücken; setz dich auf (einatmen) und lass dich sinken (ausatmen). Zieh die Knie an und verdreh sie von Seite zu Seite. Bewege dich, mit geraden Beinen auf dem Rücken liegend, rückwärts und vorwärts wie ein Goldfisch.

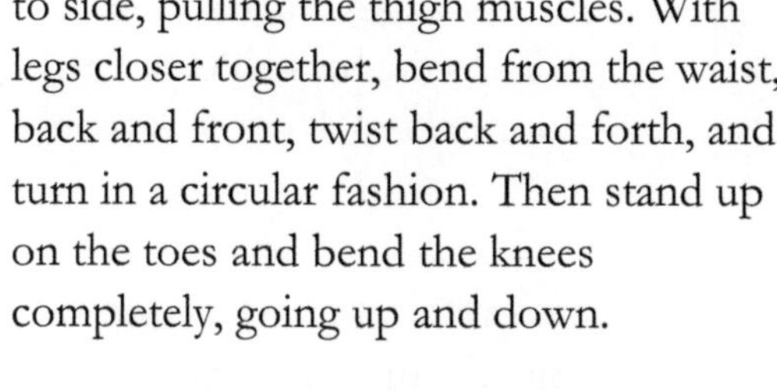

The Real Sense of Natural Therapy
Der wirkliche Sinn natürlicher Heilverfahren

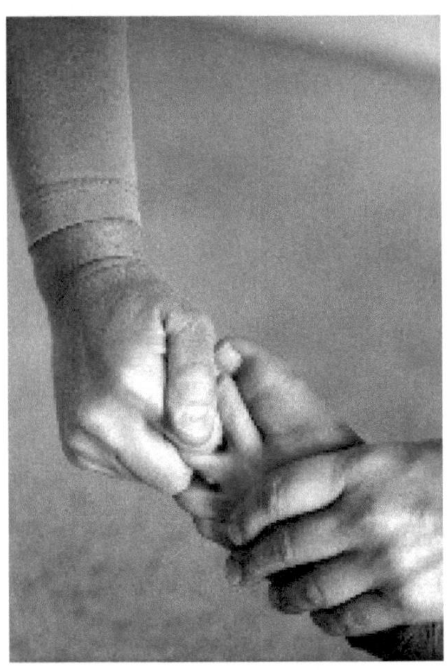

Ankles and toes: Crossing one leg over the other, twist the ankle, holding the ball of the foot. Turn the toes all together, then turn and pull one at a time.

These exercises may be done in the most comfortable position: sitting, standing, lying on the stomach, back or side. Be completely relaxed – no stiffness – and do not use any strength.

Any other exercises may be done according to the body's condition. You may do any kind of sport or daily work at home or business but do not force yourself or get too tired.

In our scientific civilization, much of the power of the body and spirit has been lost. It is absolutely necessary to slowly bring it back. Try to exercise all parts of the body as much as possible.

Very weak patients must be guided correctly and constantly diagnosed. Everything must be done gradually, slowly gaining strength. If forced too quickly, this condition might become dangerous; be very careful.

The Real Sense of Natural Therapy

[5.17] **Knöchel und Zehen:**
Lege ein Bein über das andere,
verdrehe den Knöchel, indem du
den Fußballen hältst. Drehe die
Zehen alle zusammen, dann
drehe und ziehe jede einzelne.

[5.18]   Die [genannten] Übungen
können in der angenehmsten
Haltung gemacht werden:
sitzend, stehend, auf dem Bauch,
dem Rücken oder der Seite
liegend. Sei vollständig entspannt
– keine Versteifung – und
verwende keinerlei Kraft.

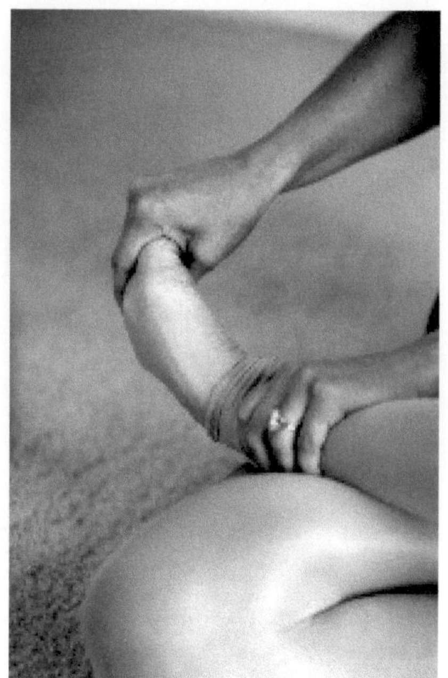

[5.19]   Beliebige andere Übungen
können entsprechend der Verfassung des Körpers gemacht werden.
Du kannst jede Art Sport oder alltägliche Arbeit zu Hause oder auf
Arbeit machen, aber zwinge dich nicht zu sehr oder werde zu müde.

[5.20]   In unserer wissenschaftlichen Zivilisation ist viel von der Kraft
des Körpers und des Geistes verlorengegangen. Es ist unbedingt
nötig, sie langsam zurückzugewinnen. Versuche, alle Teile des
Körpers so viel wie möglich zu üben.

[5.21]   Sehr schwache Patienten müssen richtig angeleitet und dauernd
überprüft und beobachtet werden. Alles muss schrittweise erfolgen,
langsam Stärke gewinnend. Wenn zu schnell erzwungen, könnte der
Zustand gefährlich werden; sei sehr vorsichtig.

DIET AND PHYSICAL LIFE

Diet is the most important way to control physical life and activity. The wrong diet puts the entire body out of balance: cells, organs, etc. Sooner or later, the unbalanced circulation of energy causes illness. Those who are interested in studying natural therapy are obliged, first of all, to clearly understand this matter of diet.

The ability to have both physical and mental (or spiritual) activity manifests from the concentrating and expanding energies of the great center of the universe. The concentrating action of **WI** attracts all the formed and unformed energies necessary to the space of the body. By its force of gravity, it draws these energies and organizes them in the body. It converts them into other energies, such as when a grain of rice becomes a part of our blood cells.

The Real Sense of Natural Therapy

[6]
DIÄT UND PHYSISCHES LEBEN

[6.1]   Diät ist der wichtigste Weg, um das physische Leben und die Tätigkeit zu kontrollieren. Die falsche Diät bringt den ganzen Körper aus dem Gleichgewicht: Zellen, Organe etc. Früher oder später verursacht der unausgeglichene Kreislauf der Energie Krankheit. Jene, die Interesse am Studium des natürlichen Heilverfahrens haben, sind verpflichtet, zu allererst diese Bedeutung der Diät klar zu verstehen.

[6.2]   Die Fähigkeit, sowohl physisch als auch seelisch (oder geistig) tätig zu sein, manifestiert aus den konzentrierenden und ausdehnenden Energien des großen Zentrums des Universums. Die konzentrierende Tätigkeit von **WI** zieht alle für den Raum des Körpers nötigen geformten und ungeformten Energien an. Mit ihrer Gravitationskraft zieht sie diese Energien in den Körper und gliedert sie ein. Sie wandelt sie in andere Energien, zum Beispiel, wenn ein Reiskorn Teil unserer Blutzellen wird.

Underlying this, the perfect creation of the body, is the action of the
life will's judgment, **I-E**. It creates the body's constitution and the
gravitational power of **WI** maintains it. **I-WI** is the human substance,
front and back. The energy attracted by **WI** 's concentrating power is
what is meant by diet. Diet is used here in its broadest sense;
including heat, cold, air, etc. The life will converts all of these energies
into spiritual and physical activity. Finally, it expands from the body's
space and disappears.

All these energies that concentrate and expand from the human
physical space have one source for the action of the human
substance, **I-WI**. If the rhythms of these energies were separated, they
would divide into **A-O-U-E-I**, the five dimensions of the mother
sound rhythms:

1) The action of **A** dimension is the energy rhythm of human
   spiritual capacity.
2) **O** dimension manifests the rhythm of memory and knowledge.
3) **U** dimension is the material of the physical constitution which
   manifests the rhythms of the five physical senses.
4) **E** dimension is the action which manifests the rhythm of the
   capacity for judgment.

A-O-U-E are a priori dimensions; when manifest, they are four
mother sounds. A priori manifests the capacity of a posteriori this
way. Each one is a different dimension or rhythm of the action of life
energy. Theoretical physics' energy dimensions (the grand unification
or String Theory) really refers to these dimensions. They manifest
directly through the human mouth as these vowel sounds. They
converge and manifest a posteriori human capacity. The source of

                    The Real Sense of Natural Therapy

[6.3]   Dem zugrundeliegend ist die vollkommene Schöpfung des Körpers die Handlung des Urteils des Lebenswillens **I-E**. Sie erschafft die Verfassung des Körpers, und die Gravitationskraft von **WI** erhält ihn. **I-WI** ist der menschliche Wesenskern, Vorder- und Rückseite. Die Energie, die von der konzentrierenden Kraft von **WI** angezogen wird, ist das, was mit Diät gemeint ist. Diät wird hier im weitesten Sinne verwendet; einschließlich Hitze, Kälte, Luft etc. Der Lebenswille wandelt all diese Energien in geistige und physische Tätigkeit. Letztendlich dehnt sie sich über den Raum des Körpers aus und verschwindet.

[6.4]   All diese Energien, die konzentrieren und sich aus dem menschlichen physischen Raum ausdehnen, haben für die Handlung des menschlichen Wesenskerns eine Quelle, **I-WI**. Wenn die Rhythmen dieser Energien aufgetrennt würden, würden sie sich in **A-O-U-E-I** teilen, die fünf Dimensionen der Mutter-Klang-Rhythmen:

1)   Die Handlung der Dimension **A** ist der Energierhythmus der menschlichen geistigen Fähigkeit.
2)   Die Dimension **O** manifestiert den Rhythmus von Gedächtnis und Wissen.
3)   Die Dimension **U** ist das Material der physischen Verfassung, die den Rhythmus der fünf physischen Sinne manifestiert.
4)   Die Dimension **E** ist die Handlung, die den Rhythmus der Fähigkeit zu urteilen manifestiert.

[6.5]   **A-O-U-E** sind apriorische Dimensionen; wenn sie manifestiert sind, sind sie vier Mutter-Klänge. Das Apriorische manifestiert auf diese Art die Fähigkeit des Aposteriorischen. Jede davon ist eine andere Dimension oder ein [anderer] Rhythmus der Handlung der Lebensenergie. Die Energiedimensionen der theoretischen Physik (die große Vereinheitlichung oder String-Theorie) verweisen wirklich auf diese Dimensionen. Sie manifestieren direkt durch den menschlichen Mund als diese Selbstlaut-Klänge. Sie strömen zusammen und manifestieren aposteriorische menschliche Fähigkeit. Die Quelle

these dimensions is **I-WI**. The **I-WI** dimension is total universal creation which transforms itself into the action of the total finite and infinite universe.

The content of the universe's activity converts into human capacity and is its source point; it is the seed of the universe. Life will is **I** and life power is **WI**. This is how **A-O-U-E-I**, the five a priori dimensions of energy, act within a limited space, concentrating and expanding. In this space is created all human physical and spiritual capacity – complete human life. To keep this life in perfect condition – to allow it to realize its full potential – we must know the order of our life. We must maintain perfect balance of the body's five dimensions of energy. We begin by studying and searching the therapy principles evolved by our ancestors and follow their way.

It is too simple to speak only of the balance and synchronization of the dimensions. Each dimension has a front and back, expanding and concentrating. There are also the ways the dimensions' currents synchronize and relate to each other. Furthermore, each dimension behaves in terms of its eight motive vibrations (**T-K-M-H-L-N-Y-S**, the eight father rhythms). To keep all of these factors in harmony by trying to use scientific knowledge (**O** dimension) – by calculation, theory and measurement – is quite impossible. Yet without this harmony, the body becomes sick or its spiritual capacity is impaired. A sick condition inevitably creates our unhappiness and lack of freedom – a lifetime of suffering.

The Real Sense of Natural Therapy

dieser Dimensionen ist **I-WI**. Die Dimension **I-WI** ist die gesamte universale Schöpfung, die sich selbst in die Handlung des gesamten endlichen und unendlichen Universums umformt.

[6.6]   Der Gehalt der Tätigkeit des Universums wandelt sich in menschliche Fähigkeit und ist ihr Ausgangspunkt; es ist die Saat des Universums. Der Lebenswille ist **I** und die Lebenskraft ist **WI**. So handeln die fünf apriorischen Dimensionen von Energie, **A-O-U-E-I**, innerhalb eines begrenzten Raumes, konzentrieren und dehnen sich aus. In diesem Raum wird jedwede menschliche physische und geistige Fähigkeit erschaffen – das ganze menschliche Leben. Um dieses Leben in vollkommenem Zustand zu halten – ihm zu erlauben, sein volles Potential zu verwirklichen – müssen wir die Ordnung unseres Lebens kennen. Wir müssen das vollkommene Gleichgewicht der fünf Energiedimensionen des Körpers bewahren. Wir beginnen damit, indem wir die Prinzipien der Heilverfahren, die von unseren Ahnen entwickelt wurden, studieren und erforschen und ihrem Weg folgen.

[6.7]   Es ist zu einfach, nur vom Gleichgewicht und der Synchronisation der Dimensionen zu sprechen. Jede Dimension hat eine Vorder- und Rückseite, dehnt sich aus und konzentriert. Auch sind da die Wege, auf denen sich die Ströme der Dimensionen synchronisieren und miteinander in Beziehung stehen. Weiterhin verhält sich jede Dimension im Sinne ihrer acht Grundschwingungen (**T-K-M-H-L-N-Y-S**, den acht Vater-Rhythmen). All diese Faktoren in Harmonie zu halten, indem man versucht, wissenschaftliches Wissen (Dimension **O**) zu verwenden – durch Berechnung, Theorie und Messungen – ist völlig unmöglich. Doch ohne diese Harmonie wird der Körper krank oder seine spirituelle Fähigkeit wird beeinträchtigt. Eine kranke Verfassung erzeugt zwangsläufig unser Unglücklichsein und einen Mangel an Freiheit – ein Leben des Leidens.

All human beings should know the basic method for achieving harmony. Some may feel it is a very difficult matter because it is not something which lends itself to scientific measurement. It is really very simple and so fundamental; scientific knowledge is unnecessary. It just means to return to the mother's embrace; going back to the breast of the natural universe. All we need to do is to follow the judgment of our inner substance, the life will within us.

The cause of the sickness of modern times is an erroneous source of knowledge. We must throw out everything we know. This is the first step toward building a pure, human civilization. First we must eat only natural food and know how to balance concentrating and expanding energies and the circulation of the five dimensions. We also need to do enough exercise from the time we are young, each of us developing to the maximum, physically and spiritually. We also need to live in a natural environment with clean air, earth and water.

The Real Sense of Natural Therapy

[6.8]   Alle menschlichen Wesen sollten die grundlegende Methode
zum Erreichen von Harmonie kennen. Einige mögen das Gefühl
haben, dass das eine sehr schwierige Sache ist, weil es nichts ist, das
sich für wissenschaftliche Messungen eignet. In Wirklichkeit ist es
sehr einfach und absolut grundlegend; wissenschaftliches Wissen ist
unnötig. Es bedeutet einfach, in die Umarmung der Mutter
zurückzukehren; zur Brust des natürlichen Universums
zurückzugehen. Alles, was wir tun müssen, ist dem Urteil unseres
inneren Wesenskerns zu folgen, dem Lebenswillen in uns.

[6.9]   Die Ursache der Krankheit der modernen Zeiten ist eine
fehlerhafte Wissensquelle. Wir müssen alles herauswerfen, was wir
wissen. Das ist der erste Schritt zum Aufbau einer reinen,
menschlichen Zivilisation. Zuerst müssen wir ausschließlich
natürliche Nahrung essen und wissen, wie konzentrierende und
ausdehnende Energien und der Kreislauf der fünf Dimensionen
ausgeglichen werden. Auch müssen wir von Klein auf ausreichend
Übungen machen, um jeden von uns zum physischen und geistigen
Höchstmaß zu entwickeln. Wir müssen zudem in einer natürlichen
Umgebung mit sauberer Luft, Erde und Wasser leben.

How to eat

1. We must have natural food which grows in the local climate, and clean water. Grains are an exception and do not have to grow where you live.

2. Food should be chewed well, the more the better. Especially in the case of sick people, food must be completely masticated, reducing it to a pulp which is automatically swallowed.

3. The human substance **I-WI**, indicates through the number of teeth that we have, how to naturally harmonize with the order of the universe. It shows us the types and percentages of food necessary to us. In adults, there are twenty molars for grinding grains, eight incisors for cutting vegetables, and four canines for chewing meat.

Percentages of types of food:

    a)   Adult (32 teeth)
                Grains 20/32 = 62.5%
                Vegetables 8/32 = 25%
                Animal protein 4/32 = 12.5%

Wie man isst

[6.10]   1. Wir müssen natürliche Nahrung, die im örtlichen Klima
wächst, und sauberes Wasser zu uns nehmen. Getreide [Körner] sind
eine Ausnahme und müssen nicht dort wachsen, wo du lebst.

[6.11]   2. Nahrung sollte gut gekaut werden, umso mehr umso besser.
Insbesondere im Fall kranker Menschen muss Nahrung vollständig
zerkaut und zu einem Brei reduziert werden, der automatisch
geschluckt wird.

[6.12]   3. Der menschliche Wesenskern **I-WI** zeigt durch die Anzahl
der Zähne, die wir haben an, wie wir uns natürlich in Einklang mit der
Ordnung des Universums bringen. Er zeigt uns die Arten und
prozentualen Anteile der für uns nötigen Nahrung. Im Erwachsenen
gibt es zwanzig Mahlzähne zum Zerreiben von Getreide [Körnern],
acht Schneidezähne zum Schneiden von Gemüse [Pflanzen] und vier
Eckzähne zum Kauen von Fleisch.

[6.13]   Prozentuale Anteile der Arten der Nahrung:

    a)   Erwachsener (32 Zähne)
Getreide[i] 20/32 = 62,5 %
Gemüse[ii] 8/32 = 25 %
Tierisches Protein 4/32 = 12,5 %

---

[i] Getreide (Korn, Körner, (Samen))
[ii] Gemüse (Pflanzen)

b)   Pre-adult (28 teeth)
        Grains 16/28 = 57%
        Vegetables 8/28 = 29%
        Animal protein 4/28 = 14%

c)   Older child (24 teeth)
        Grains 12/24 = 50%
        Vegetables 8/24 = 33%
        Animal protein 4/24 = 17%

d)   Young child (20 teeth)
        Grains 8/20 = 40%
        Vegetables 8/20 = 40%
        Animal protein 4/20 = 20%

Food and drink are one part of the concentrating energy we receive from outside for maintaining balance. The food we eat has its own life energy which is concentrating and expanding. The contents of the food's inner energy, according to type and within the same type, have different powers of concentration and expansion: larger, smaller, stronger, weaker, longer, shorter, etc. To have a long and healthy life, we must take in those foods which have elements and cells of long duration, that is, which have more concentrating energy.

The choice of food is made, finally, from the judgment of **I-WI**. Before this, however, each person is influenced by family tradition, habits and personal tastes; or from his/her knowledge and understanding. The quantity and choice of what one eats will vary with the individual.

The Real Sense of Natural Therapy

b)   Jugendliche (28 Zähne)
        Getreide 16/28 = 57 %
        Gemüse 8/28 = 29 %
        Tierisches Protein 4/28 = 14 %

c)   Älteres Kind (24 Zähne)
        Getreide 12/24 = 50 %
        Gemüse 8/24 = 33 %
        Tierisches Protein 4/24 = 17 %

d)   Junges Kind (20 Zähne)
        Getreide 8/20 = 40 %
        Gemüse 8/20 = 40 %
        Tierisches Protein 4/32 = 20 %

[6.14]   Nahrungsmittel und Getränke sind ein Teil der konzentrierenden Energie, die wir von außen empfangen, um unser Gleichgewicht zu erhalten. Die Nahrung, die wir essen, hat ihre eigene Lebensenergie, die konzentrierend und ausdehnend ist. Die Gehalte der inneren Energie der Nahrung haben entsprechend der Sorte und innerhalb derselben Sorte verschiedene Konzentrations- und Ausdehnungskräfte: größer, kleiner, stärker, schwächer, länger, kürzer etc. Um ein langes und gesundes Leben zu haben, müssen wir jene Nahrungsmittel aufnehmen, die Bestandteile und Zellen von langer Dauer haben, das heißt, die mehr konzentrierende Energie haben.

[6.15]   Die Wahl der Nahrung wird letztendlich durch das Urteil von **I-WI** getroffen. Dennoch ist jede Person vordem beeinflusst von Familientradition, Gewohnheiten und persönlichen Geschmäckern oder von seinem/ihrem Wissen und Verständnis. Die Menge und Auswahl dessen, was man isst, wird von Fall zu Fall verschieden sein.

I-WI's judgment can take the necessary elements only from what is presented to it; the actual food being ingested. The life will's judgment manifests through the physical senses of **U** and the experience of **O**. The desires of **U-O** dimension do not directly manifest **I-WI**. Habits, tastes, local conditions and knowledge (such as aspirin for colds and vitamins for energy) influence what action is taken. The desires and judgment of **U-O** separate from the life will **I-WI**, which leads to a great error in the kinds of food and drink which are preferred.

As I said, **I-WI** creates all the elements and cells necessary to the body's system and arranges them in perfect order, in the space of the body. It keeps it in perfect condition, giving the body its life action. **U-O** should follow what is being asked by the substance and choose only the right kinds of food and drink. But **U-O** does not obey the inner voice. It acts independently, making its own choice, which sooner or later causes the body to lose its balance and strength. This matter becomes clearer when you compare the difference in life capacity between wild animals and their domesticated breeds.

The concentrating power of some food and drinks is strong – their elements have greater strength and longer life span – and some have just the opposite nature.

The Real Sense of Natural Therapy

[6.16]   Das Urteil von **I-WI** kann die nötigen Bestandteile nur aus dem nehmen, was ihm angeboten wird; der tatsächlich aufgenommenen Nahrung. Das Urteil des Lebenswillens manifestiert durch die physischen Sinne von **U** und die Erfahrung von **O**. Die Begierden der Dimension **U-O** manifestieren **I-WI** nicht unmittelbar. Gewohnheiten, Geschmäcker, örtliche Gegebenheiten und Wissen (so wie Aspirin für Erkältungen und Vitamine für Energie) beeinflussen die ausgeführte Handlung. Die Begierden und Urteile von **U-O** trennen vom Lebenswillen **I-WI**, was zu einem großen Irrtum bei den Arten von Nahrung und Getränk führt, die vorgezogen werden.

[6.17]   Wie ich sagte, **I-WI** erzeugt all die Bestandteile und Zellen, die für das System des Körpers nötig sind und ordnet sie perfekt im Raum des Körpers an. Es erhält ihn in vollkommenem Zustand und vermittelt dem Körper seine Lebenshandlung. **U-O** sollte dem folgen, was vom Wesenskern angefragt wird und nur die richtigen Arten von Nahrung und Getränk wählen. Aber **U-O** beachtet die innere Stimme nicht. Es handelt unabhängig und trifft seine eigene Wahl, was früher oder später den Verlust des Gleichgewichts und der Stärke des Körpers verursacht. Diese Sache wird klarer, wenn du den Unterschied zwischen der Lebensfähigkeit wilder Tiere und ihrer domestizierten Rassen vergleichst.

[6.18]   Die konzentrierende Kraft mancher Nahrungsmittel und Getränke ist stark – ihre Bestandteile haben größere Stärke und längere Lebensdauer – und manche haben die gerade entgegengesetzte Natur.

Comparison of Fruits and Grains

1. The most concentrating power in fruit is found in the seeds and skin. Balancing with this strong concentration is the rest of the fruit, in which the elements are almost totally expansive. This is the part we eat, so in order to create new body cells, **I-WI** is obliged to choose elements from the expanding side of the fruit alone.

2. Grains also have a balance of elements, but the action of expansion has not yet begun; all their energy is being held in concentration. When we eat grains, it is from these concentrating elements that **I-WI** sorts out what it needs to create new cells.

The body is constantly creating new cells from the food it ingests, but the strength of its life power varies according to the kind of food it uses. For instance, red blood cells clearly have different levels of strength depending on what is ingested, even though they are all the same type of cell. There is no question which person's cell structure has stronger and more enduring life power; that person has a stronger, healthier and longer life.

The Real Sense of Natural Therapy

Vergleich von Obst und Getreide

[6.19]   1. Die größte konzentrierende Kraft im Obst findet sich in den Samen und der Haut. Im Ausgleich mit dieser starken Konzentration wirkt der Rest des Obstes, in dem die Bestandteile fast vollständig ausdehnend sind. Das ist der Teil, den wir essen, und um also neue Körperzellen zu schaffen, ist **I-WI** gezwungen, allein Bestandteile von der ausdehnenden Seite des Obstes zu wählen.

[6.20]   2. Getreide haben auch ein Gleichgewicht der Bestandteile, aber die Handlung der Ausdehnung hat noch nicht begonnen; all ihre Energie wird in Konzentration gehalten. Wenn wir Getreide essen, sortiert **I-WI** aus diesen konzentrierenden Bestandteilen aus, was es braucht, um neue Zellen zu bilden.

[6.21]   Der Körper erschafft andauernd neue Zellen aus der Nahrung, die er aufnimmt, aber die Stärke seiner Lebenskraft ist unterschiedlich, entsprechend der Art von Nahrung, die er verwendet. Zum Beispiel haben rote Blutzellen deutlich verschiedene Stärkeniveaus, abhängig davon, was aufgenommen wird, obwohl sie alle vom selben Zelltyp sind. Es steht außer Frage, dass die Person ein stärkeres, gesünderes und längeres Leben hat, deren Zellstruktur eine stärkere und dauerhaftere Lebenskraft besitzt.

Each formed life must have a balance of both concentrating and expanding energies, but the power of its gravity center will last over different lengths of time. When the seed is being formed, concentration is stronger, but only in the space of the seed. The expanding energy separates to the outer area around the seed, and elements collected from there to make new body cells are obliged to have a shorter and weaker life span. The bones and tendons of a child's body are soft (expansive) so that the concentrating energy must separate from expansion to strengthen them. The body, during childhood, has concentrating and expanding energies which are equally strong. As it matures, the bones harden and are less flexible, and expanding energy goes to its other parts. In old age, the body is less concentrating and expands more, losing strength and developing wrinkles, flabbiness, etc.

The Real Sense of Natural Therapy

[6.22]   Jedes geformte Leben muss ein Gleichgewicht beider Energien, der konzentrierenden und der ausdehnenden, haben, aber die Kraft seines Gravitationszentrums erhält sich über verschieden lange Zeiten. Wenn der Samen geformt wird, ist die Konzentration stärker, aber nur im Raum des Samens. Die ausdehnende Energie trennt sich zum äußeren Gebiet um den Samen, und Bestandteile, die von dort eingesammelt werden, um neue Körperzellen zu machen, müssen zwingend eine kürzere und schwächere Lebenspanne haben. Die Knochen und Sehnen des Körpers eines Kindes sind weich (ausdehnend), sodass die konzentrierende Energie sich von der Ausdehnung trennen muss, um sie zu stärken. Während der Kindheit hat der Körper konzentrierende und ausdehnende Energien, die gleichstark sind. Wenn er reift, härten die Knochen und sind weniger biegsam und die ausdehnende Energie geht in seine anderen Teile. Im hohen Alter ist der Körper weniger konzentrierend und dehnt sich mehr aus, verliert Stärke und entwickelt Falten, Schlaffheit etc.

Food Categories

1. **Grains**: The plant's total life potential is here in one seed. If conditions are not present for sprouting, it can survive for thousands of years, still maintaining life. The concentrating energy received from this type of food is therefore the strongest and most enduring for the human body.

2. **Vegetables**: We eat either the leaves, stems or roots of vegetables; we almost never have its whole life. Expanding elements are mostly in the leaves and stalks, which are balanced with the concentrating elements in the roots. We, however, usually consume only one side of a plant's energy.

3. **Animal protein** (meat and animal products): The elements and cells from this dimension of physical life are transmuted from those of the plant world. Most of the concentrating elements' energy is in the bones, tendons, skin and hair. To balance with this, expanding energy is mostly in the blood, fat and muscles. The flesh, where the expanding energy is located, is what we usually eat.

 The Real Sense of Natural Therapy

Nahrungskategorien

[6.23] 1. **Getreide [Körner]**: Hier ist das gesamte Lebenspotential der Pflanze in einem Samen. Wenn die Bedingungen zum Keimen nicht da sind, kann er für Jahrtausende überleben und noch immer Leben bewahren. Die konzentrierende Energie, die von dieser Sorte Nahrung empfangen wird, ist daher für den menschlichen Körper die stärkste und dauerhafteste.

[6.24] 2. **Gemüse [Pflanzen]**: Wir essen entweder die Blätter, Stengel oder Wurzeln von Pflanzen; wir nehmen fast nie ihr gesamtes Leben zu uns. Ausdehnende Bestandteile sind am meisten in den Blättern und Stielen, die mit den konzentrierenden Bestandteilen in den Wurzeln ausgeglichen sind. Dennoch nehmen wir für gewöhnlich nur eine Seite der Energie einer Pflanze auf.

[6.25] 3. **Tierisches Protein** (Fleisch und tierische Produkte): Die Bestandteile und Zellen aus dieser Dimension des physischen Lebens sind aus denen der Pflanzenwelt umgewandelt. Die meiste Energie der konzentrierenden Bestandteile ist in den Knochen, den Sehnen, der Haut und dem Haar. Um sich damit auszugleichen ist die ausdehnende Energie hauptsächlich im Blut, im Fett und in den Muskeln. Üblicherweise essen wir das Fleisch, in dem die ausdehnende Energie liegt.

The contents of each animal's milk are designed to serve that kind of animal's capacity; the cells contain the elements needed for each animal's type of body. All kinds of milk are considered to be high in nutrition; it can be judged scientifically which milk is superior and which inferior. What science cannot see is the life world, and from their research, they jump to the conclusion that since animal's milk is so rich, it is also a superior drink for the human body.

In reality, the qualities of cow milk make it the most desirable drink for a calf; that of goats for kids and sheep for lambs. Cow milk can never be better for a kid than the mother goat's milk. For the adult cow, natural grasses are a better food than cow milk. If a cow is sick, it would be nonsense to try to make it well by giving it cow milk, or goat or sheep milk. From the viewpoint of natural therapy, it would be an insane thing to do. Yet it is this insanity which passes for human knowledge in our society. It is a widely accepted theory of nutrition, held strongly in the minds of most people all over the world; this is most people's **O** dimension understanding.

It is the convention for the human mother to stop nursing early and supplant her milk with cow's or goat's milk for her children. As I explained, it is the life will and energy of the cow that creates its milk; the contents of goat's milk are the result of a goat's life energy; a dog's milk is a dog's energy, etc. At the bottom of each animal's milk is the life will and energy of its a posteriori life. The action of its a priori life will and energy cannot be separated from the contents of

The Real Sense of Natural Therapy

[6.26]   Die Gehalte der Milch eines jeden Tieres sind gestaltet, um der entsprechenden Fähigkeit des Tieres zu dienen; die Zellen beinhalten die für den jeweiligen Körperbau des Tieres notwendigen Bestandteile. Alle Arten von Milch werden als hoch im Nährwert betrachtet; es kann wissenschaftlich beurteilt werden, welche Milch höherwertig ist und welche minderwertig. Was Wissenschaft nicht sehen kann, ist die Lebenswelt, und von ihrer Forschung springen sie zu der Schlussfolgerung: weil tierische Milch so reichhaltig ist, ist sie auch ein hervorragendes Getränk für den menschlichen Körper.

[6.27]   In Wirklichkeit macht die Qualität von Kuhmilch sie zum begehrenswertesten Getränk für ein Kalb; die von Ziegen für Zicklein und die vom Schaf für Lämmer. Kuhmilch kann niemals besser für ein Zicklein sein als die Milch der Mutterziege. Für die erwachsene Kuh sind natürliche Gräser eine bessere Nahrung als Kuhmilch. Wenn eine Kuh krank ist, wäre es Unfug zu versuchen, sie wieder gesund zu machen, indem man ihr Kuhmilch gibt oder Ziegen- oder Schafsmilch. Aus der Sichtweise des natürlichen Heilverfahrens wäre es irrsinnig, so etwas zu tun. Dennoch ist es diese Irrsinnigkeit, die in unserer Gesellschaft als menschliches Wissen durchgeht. Es ist eine weithin anerkannte Theorie der Ernährung, die in den Gedanken der meisten Menschen überall auf der Welt festgehalten wird; das ist das Verständnis der **O**-Dimension der meisten Menschen.

[6.28]   Es ist eine Verhaltensregel für die menschliche Mutter, das Stillen früh zu beenden und ihre Milch für ihr Kind durch Kuh- oder Ziegenmilch zu ersetzen. Wie ich erklärt habe, ist es der Lebenswille und die Energie der Kuh, die ihre Milch erzeugt; die Gehalte von Ziegenmilch sind das Ergebnis der Lebensenergie einer Ziege, die Milch eines Hundes ist die Energie eines Hundes etc. Am Grunde der Milch jedes Tieres ist der Lebenswille und die Energie seines aposteriorischen Lebens. Die Handlung seines apriorischen Lebenswillens und seiner Energie kann nicht von den

each animal's milk, different for each one. The life will and energy of a cow continues to act inside its milk.

A human mother hands over her own life will and energy, with all her warmth and tenderness. She also hands over her emotional sense along with the life energy of her milk and this is transmitted to the baby. Why should she forsake this great responsibility in order to follow an insane convention?

I am not just talking about milk, although I used it as an example of animal food. At the bottom of the contents of such food is that animal's life will. Whatever animal we eat: birds, fish, eggs, beef, etc., its constitution becomes the contents of the elements and cells of our body. Each animal's life will and energy are there.

4. **Fruit**: As previously explained, we eat that part of the fruit which has strongly expanding energy elements. If we eat fruit frequently, it weakens our cells, shortening their life. Fruit, because of its strongly expanding and separating energy, is needed for a heavy meat eater, in order to clean out the poisons found in meat. It is not possible, however, to measure the precise amount necessary to do just this and not so much that the cells are destroyed.

People native to a tropical country eat some amount of fruit in order to balance the heat of the sun, but they cannot eat so much. They are already in harmony with the environment in which they were born and raised. If people native to a cold climate were to move to the tropics, they would need to eat a much greater quantity of fruit there.

The Real Sense of Natural Therapy

Gehalten der Milch jedes Tieres getrennt werden, die für jedes
verschieden sind. Der Lebenswille und die Energie einer Kuh handeln
weiterhin innerhalb ihrer Milch.

[6.29]   Eine menschliche Mutter übergibt mit all ihrer Wärme und
Zärtlichkeit ihren eigenen Lebenswillen und ihre Energie. Sie übergibt
gemeinsam mit der Lebensenergie ihrer Milch auch ihr gefühlvolles
Empfinden, und das wird auf das Baby übertragen. Warum sollte sie
diese großartige Verantwortung aufgeben, um einer irrsinnigen
Verhaltensregel zu folgen?

[6.30]   Ich spreche nicht nur über Milch, obwohl ich es als ein Beispiel
für tierische Nahrung verwendet habe. Am Grunde der Gehalte
solcher Nahrung ist der Lebenswille dieser Tiere. Welches Tier wir
auch essen: Vögel, Fisch, Eier, Rindfleisch etc., seine Verfassung wird
zu den Gehalten der Bestandteile und Zellen unseres Körpers.
Lebenswille und Energie des jeweiligen Tieres sind dort.

[6.31]   4. **Obst [Früchte]**: Wie im Vorangegangenen erklärt, essen
wir den Teil des Obstes, der stark ausdehnende Energiebestandteile
hat. Wenn wir häufig Obst [Früchte] essen, schwächt das unsere
Zellen und verkürzt ihr Leben. Obst ist wegen seiner stark
ausdehnenden und trennenden Energie nötig für starke Fleischesser,
um die im Fleisch befindlichen Gifte herauszuwaschen. Es ist
allerdings nicht möglich, die genau notwendige Menge abzumessen,
um nur das zu tun und nicht so viel, dass die Zellen zerstört werden.

[6.32]   In tropischen Ländern beheimatete Menschen essen eine
gewisse Menge Obst, um die Hitze der Sonne auszugleichen, können
aber nicht so viel essen. Sie sind bereits in Harmonie mit der
Umgebung, in der sie geboren wurden und aufwuchsen. Wenn
Menschen, die in einem kalten Klima beheimatet sind, in die Tropen
reisen würden, müssten sie dort eine weit größere Menge Obst essen.

5. **Drinks**:

a) Alcohol has a strongly expanding energy which helps purify the body of poisons. It is especially needed for those on a predominantly meat diet; a certain quantity may be regarded as medicinal. Alcohol is not needed at all for those on a diet of vegetables and grains. Given the conditions of a tropical country such as southern India where the population is strictly vegetarian, alcohol is poison.

b) Water must be clean and natural, without too great a mineral content. Too much water is not desirable.

6. **Condiments**: The quantity and types used should be in harmony with the climate and geographical location of where one lives, as well as the season it is. For instance, in a hot climate or high altitude, hot foods such as chili are necessary.

a) Salt is the most important condiment and should be made from natural sea water. Salt that has been processed to make it white is not desirable.

b) Sugar: Traditionally it is said that sugar is totally poisonous and of absolutely no benefit. It is better not to use it at all. If some sweets are really necessary and it is either a tropical or temperate climate, one can use a little natural black sugar or honey. In wintertime or in an arctic climate, sweets are not needed at all. White, refined sugar is absolutely forbidden.

                    The Real Sense of Natural Therapy

[6.33]   5. **Getränke**:

a) Alkohol hat eine stark ausdehnende Energie, die hilft, den Körper von Giften zu reinigen. Er ist besonders wichtig für all jene mit einer hauptsächlichen Fleischdiät; eine bestimmte Menge kann als heilsam angesehen werden. Für diejenigen, die auf einer Gemüse- oder Getreidediät sind, ist Alkohol überhaupt nicht nötig. Unter den Bedingungen eines tropischen Landes, wie das südliche Indien, in dem die Bevölkerung streng vegetarisch ist, ist Alkohol Gift.

b) Wasser muss rein und natürlich sein, ohne zu großen mineralischen Gehalt. Zuviel Wasser ist nicht wünschenswert.

[6.34]   6. **Gewürze**: Die verwendeten Mengen und Sorten sollten in Harmonie mit dem Klima und der geographischen Lage sein, in denen man lebt und ebenso mit der jeweiligen Jahreszeit. Zum Beispiel sind in einem heißen Klima oder großer Höhe hitzige Nahrungsmittel, wie Chili, notwendig.

a) Salz ist das wichtigste Gewürz und sollte aus natürlichem Meerwasser gewonnen werden. Salz, das verarbeitet wurde, um es weiß zu machen, ist nicht wünschenswert.

b) Zucker: Traditionell wird gesagt, dass Zucker insgesamt giftig und von keinerlei Nutzen ist. Es ist besser, ihn überhaupt nicht zu verwenden. Wenn ein paar Süßigkeiten wirklich notwendig sind und es entweder ein tropisches oder gemäßigtes Klima ist, kann man ein wenig natürlichen schwarzen Zucker oder Honig verwenden. Im Winter oder einem arktischen Klima sind Süßigkeiten überhaupt nicht nötig. Weißer raffinierter Zucker ist grundsätzlich verboten.

From ancient times, the traditional preparation of condiments has had a deep and important meaning. They can be useful but too much can be dangerous. We must know how to use them according to each person's condition.

7. **Commercial Food**: Any prepared food and drinks which have artificial additives (often used to enhance color and smell) are absolutely forbidden to use. Those which have been naturally processed, such as by drying, can be used in a limited quantity. They cannot be a main source of food because processing has diminished their life energy.

From the recommended types of food and drinks I have already outlined, one should choose what one needs in order to perfectly harmonize with the conditions of here and now. Type and quantity should be judged exactly as to that place, the day and time. For the human being, the time of eating and drinking is a most serious moment. It is the moment which decides what our future life and fortune will be; how our capacity shall be fulfilled. It should be as a ceremony, with respect for the life will and with thanks for this way of receiving our a posteriori capacity.

The right kind and quantity of food and drink is finally decided by our highest judgment, the human life will **I-WI**. This decision cannot be made by using **O** dimension knowledge and the **U** dimension desires of the five physical senses; it is impossible to know what choice to make when judging from there. The highest judgment measures the body's inner energy, expanding and concentrating, taking into account our a posteriori physical and spiritual activities, and knows how much

                              The Real Sense of Natural Therapy

[6.35]   Von alters her hat die traditionelle Zubereitung von Gewürzen eine tiefe und wichtige Bedeutung gehabt. Sie können nützlich sein, aber zu viel kann gefährlich sein. Wir müssen wissen, wie wir sie in Bezug auf die Verfassung jeder Person anwenden.

[6.36]   7. **Kommerzielle Nahrungsmittel**: Jede zubereitete Nahrung [Fertiggerichte] oder Getränke, die künstliche Zusätze haben (oft benutzt um Farbe oder Geruch zu steigern) sind grundsätzlich für die Verwendung verboten. Jene, die natürlich hergestellt wurden, zum Beispiel durch Trocknung, können in begrenzter Menge verwendet werden. Sie können keine Hauptquelle der Ernährung sein, weil die Verarbeitung ihre Lebensenergie vermindert hat.

[6.37]   Von den empfohlenen Sorten an Nahrungsmitteln und Getränken habe ich schon ausgeführt, dass man wählen sollte, was man braucht, um sich vollkommen mit den Bedingungen des Hier und Jetzt zu harmonisieren. Sorte und Menge sollten präzise entsprechend des Ortes, des Tages und der Zeit beurteilt werden. Für das menschliche Wesen ist die Zeit des Essens und Trinkens ein äußerst ernster Moment. Es ist der Moment, der darüber entscheidet, wie unser künftiges Leben und Schicksal sein werden; wie unsere Fähigkeit verwirklicht werden wird. Es sollte ein feierliches Ereignis sein, mit Achtung für den Lebenswillen und mit Dankbarkeit dafür, auf diesem Weg unsere aposteriorische Fähigkeit zu empfangen.

[6.38]   Die richtige Art und Menge von Nahrung und Getränk wird letztendlich von unserer höchsten Urteilsfähigkeit, dem menschlichen Lebenswillen **I-WI** entschieden. Diese Entscheidung kann nicht unter Nutzung des Wissens der Dimension **O** und der Begierden der fünf physischen Sinne der Dimension **U** getroffen werden; es ist unmöglich, zu wissen, welche Wahl zu treffen ist, wenn man von dort aus urteilt. Das höchste Urteil misst die innere ausdehnende und konzentrierende Energie des Körpers, bezieht unsere aposteriorischen physischen und geistigen Tätigkeiten in die

of each energy requires replenishment. This is measured in relation to outside energies (light, heat, air, etc.) or to the conditions of synchronization prior to this. The synchronizing and exchanging that occur between human physical life energy and total universal energy, changing from second to second, evolving and disappearing – all those conditions are caught exactly, are taken into account and judged. To keep the body in perfect harmony with the rest of the universe, the amount and type of food and drink is chosen for that day, that time and place. It is impossible to know this by scientific calculation. That way is too far removed from the decision of this dimension's world.

This highest judgment is the decision of the human life will which gives the a posteriori five physical senses that which it senses and desires. We feel thirsty, hungry, tired, sleepy, etc., and we want to do something about it. This is how the life will manifests in a posteriori and it is most important to be careful of how those desires are met. We should not mistakenly satisfy them from **O** dimension scientific knowledge or personal, past experience. The mistakes of the past become habits, and we should not satisfy the desires of bad habits.

When thirsty, just drink clean, natural water and the life will shall say, "Yes! Good! Enough!" At the same time, the tongue, mouth and stomach, and all the desires of the physical senses will feel satisfied; that is the way it is with the natural, human body. When we are guided by **U-O** dimensions' desires, we prefer to have coca-cola or beer. When we are hungry, we remember some tasty food we had before and want some more.

                                    The Real Sense of Natural Therapy

Berechnung ein und weiß, wieviel von jeder Energie der Auffüllung bedarf. Gemessen wird das in Beziehung zu äußeren Energien (Licht, Hitze, Luft etc.) oder den diesbezüglich vorgelagerten Bedingungen der Synchronisation. Das Synchronisieren und Austauschen, das zwischen der menschlichen physischen Lebensenergie und der gesamten universalen Energie auftritt, die sich von Sekunde zu Sekunde ändert, hervortritt und verschwindet – all diese Bedingungen werden präzise aufgefangen, in die Rechnung einbezogen und beurteilt. Um den Körper in vollkommener Harmonie mit dem übrigen Universum zu halten, wird die Menge und Sorte von Nahrung und Getränk für diesen Tag, diese Zeit und diesen Ort gewählt. Es ist unmöglich, das durch wissenschaftliche Berechnung zu wissen. Dieser Weg ist zu weit entfernt von der Entscheidung der Welt dieser Dimension.

[6.39] Das höchste Urteil ist die Entscheidung des menschlichen Lebenswillens, der den aposteriorischen fünf physischen Sinnen das gibt, was er fühlt und bedarf. Wir fühlen uns durstig, hungrig, müde, schläfrig etc., und wir wollen etwas dagegen tun. So manifestiert der Lebenswille im Aposteriorischen und es ist äußerst wichtig, dabei sorgfältig zu sein, wie man diesen Begierden begegnet. Wir sollten sie nicht fälschlicher Weise aus dem wissenschaftlichen Wissen oder persönlicher, früherer Erfahrung aus der Dimension **O** befriedigen. Die Fehler der Vergangenheit werden Gewohnheiten, und wir sollten die Begierden schlechter Gewohnheiten nicht befriedigen.

[6.40] Bist du durstig, trink einfach sauberes, natürliches Wasser und der Lebenswille wird sagen, „Ja! Gut! Genug!" Zur selben Zeit werden sich die Zunge, der Mund und der Magen, und all die Begierden der physischen Sinne befriedigt fühlen; so ist das nun einmal mit dem natürlichen, menschlichen Körper. Wenn wir von den Begierden der Dimensionen **U-O** geleitet werden, ziehen wir es vor, Coca-Cola oder Bier zu nehmen. Sind wir hungrig, erinnern wir uns an eine schmackhafte Nahrung, die wir schon einmal hatten und wollen mehr davon.

We do not realize how much our mistakes disturb the body later on; we do not know how to reflect about it. When we have taken the wrong kind and quantity of food and drink, that part of the body or the body's total condition must be affected to some degree; there will be some loss of balance. When we have taken the wrong energy, the life will tells us about it through the five physical senses and the five spiritual senses. If, however, the experience is not too painful, it is quickly forgotten. We continue making the same mistake and, more and more, we wish only to have a nice taste in the mouth, refusing to listen to the inner voice of our life will. Sometimes, we feel something is not good to have, but we are so attracted by the taste that we can easily ignore that right feeling. This means we no longer have the fear of God.

From whatever we eat and drink, the body receives some quantity of energy which should then be expanded for it to stay in harmony. When the body is filled with energy, the judgment of the life will is to spend it. It orders us to do some type of spiritual or physical action; that is how the desire for action is made manifest. As I have said, the action taken can be the wrong one, out of ignorance or folly or mistaken information from the experienced desires of **U-O** dimension. We do not follow our substance's command, **I-E** dimension. This kind of blind **U-O** dimension action causes what effect on the body? Clearly it is shown to us if we can but understand it.

Most people's decisions are based on scientific knowledge, **U-O** dimension; this is the way of actual civilization. People do not pay attention to the orders of their life will **I-WI**, which created their

The Real Sense of Natural Therapy

[6.41]   Wir verwirklichen nicht, wie sehr unsere Fehler den Körper im
Nachhinein stören; wir wissen nicht, wie wir darauf reflektieren
können. Wenn wir die falsche Art und Menge von Nahrung und
Getränk genommen haben, muss der [entsprechende] Teil des
Körpers oder die gesamte Verfassung des Köpers zu einem gewissen
Grad betroffen sein; es wird einen gewissen Verlust des
Gleichgewichts geben. Haben wir die falsche Energie aufgenommen,
wird uns der Lebenswille das durch die fünf physischen Sinne und die
fünf geistigen Sinne mitteilen. Ist diese Erfahrung jedoch nicht zu
schmerzvoll, wird sie schnell vergessen. Wir machen weiter denselben
Fehler und wünschen immer häufiger nur noch, einen angenehmen
Geschmack im Mund zu haben und lehnen es ab, auf die innere
Stimme unseres Lebenswillens zu hören. Manchmal spüren wir, dass
etwas nicht bekömmlich ist, aber wir sind dermaßen von dem
Geschmack angezogen, dass wir dieses richtige Gefühl leicht
ignorieren können. Das bedeutet, wir fürchten Gott nicht mehr.

[6.42]   Von allem, was wir essen und trinken, empfängt der Körper
eine gewisse Menge Energie, die dann dafür aufgewendet werden
sollte, dass er in Harmonie bleibt. Wenn der Körper mit Energie
gefüllt ist, lautet das Urteil des Lebenswillens sie auszugeben. Er
fordert uns auf, irgendeine Art geistiger oder physischer Handlung
auszuführen; auf diese Art manifestiert sich das Verlangen nach
Handlung. Wie ich gesagt habe, kann die unternommene Handlung
die falsche sein, aus Unkenntnis oder Verrücktheit oder falscher
Information aus den erfahrenen Begierden der Dimension **U-O**. Wir
folgen nicht dem Befehl unseres Wesenskerns, der Dimension **I-E**.
Und welche Wirkung verursacht eine derartig blinde Handlung der
Dimension **U-O** auf den Körper? Das wird uns deutlich gezeigt,
wenn wir es nur verstehen können.

[6.43]   Die Entscheidungen der meisten Menschen gründen auf
wissenschaftlichen Erkenntnissen, der Dimension **U-O**; das ist der
Weg der derzeitigen Zivilisation. Die Menschen schenken den
Aufforderungen ihres Lebenswillens **I-WI**, der ihr physisches Leben

physical life. Not only are our lives sacrificed this way, but decisions and understandings based on **U-O** create all the misery there is on earth; call it the way of Satan. The substance of Satan is our own lower dimensions' judgment and the acts which stem from those desires. We should clearly be aware of this. I shout this truth in my loudest voice and though I can be heard, my voice has not yet penetrated people's hearts.

I have already said this in so many ways: the cause of spiritual and physical sickness is ignorance of the a priori universe's creation, the life will **I** and the life force **WI**, which manifests the a posteriori human beings' total capacity. One cannot recognize this truth by one's self or have any knowledge of it, so that, unconsciously, the absolute law of life is disobeyed and there is no escaping retribution. It is worse than a robot turning against its creator. For our mental and physical actions to be in perfect harmony, we must simply follow the orders of our inner substance, **I-WI**. To explain **I-WI** in depth, however, is not so simple. This is an explanation of just one part of it, the part most immediate to our daily lives, that is, diet – the right way of food and drink.

Diet, of course, is not all that creates the proper conditions for perfect health and the ability to fully realize one's self. Yet, to be healthy and to treat an illness, diet is a most important consideration. In your daily life, you must go more deeply and come completely face to face with your substance. Then your life shall be guided perfectly by the highest dimension of your life will, **I-WI**.

    The Real Sense of Natural Therapy

geschaffen hat, keine Aufmerksamkeit. Nicht nur unsere Leben werden auf diese Weise geopfert, sondern auf **U-O** gegründete Entscheidungen und Auffassungen erzeugen all das Elend, das es auf der Erde gibt; nenn es den Weg Satans. Das Wesen Satans ist unser eigenes Urteil der niedrigeren Dimensionen und die Handlungen, die aus deren Begierden stammen. Wir sollten uns dessen klar bewusst sein. Ich rufe diese Wahrheit mit meiner lautesten Stimme, und obwohl ich gehört werden kann, hat meine Stimme die Herzen der Menschen noch nicht durchdrungen.

[6.44]   Ich habe das bereits auf so viele Arten gesagt: die Ursache geistiger und physischer Krankheit ist die Unkenntnis der Schöpfung des apriorischen Universums, des Lebenswillens **I** und der Lebenskraft **WI**, die die gesamte Fähigkeit des aposteriorischen menschlichen Wesens manifestiert. Man kann diese Wahrheit nicht mit seinem Selbst erkennen oder irgendein Wissen davon haben, sodass unbewusst das unumstößliche Gesetz des Lebens nicht beachtet wird und man der Vergeltung nicht entkommen kann. Das ist schlimmer als ein Roboter, der sich gegen seinen Schöpfer wendet. Damit unsere seelischen und physischen Handlungen in vollkommener Harmonie sind, müssen wir einfach nur den Anordnungen unseres inneren Wesenskerns, **I-WI** folgen. **I-WI** tiefgreifend zu erklären, ist dennoch nicht so einfach. Das hier ist eine Erklärung nur eines Teils davon, des Teils, der für unser alltägliches Leben am unmittelbarsten ist, das heißt, der Diät – des richtigen Wegs der Ernährung und des Trinkens.

[6.45]   Natürlich ist Diät nicht alles, was die eigentlichen Bedingungen für vollkommene Gesundheit und die Fähigkeit, sein Selbst vollständig zu verwirklichen, erzeugt. Doch um gesund zu sein und eine Erkrankung zu behandeln, ist Diät eine äußerst wichtige Überlegung. In deinem alltäglichen Leben musst du noch tiefer gehen und deinem Wesenskern von Angesicht zu Angesicht begegnen. Dann wird dein Leben vollkommen geführt von der höchsten Dimension deines Lebenswillens, **I-WI**.

I have become completely confident about this. Today, I just try to live a natural life, leaving everything to the direct judgment and desire of my substance. If my body becomes sick, it means I could not listen to the absolute order of my substance. My reflection was not deep enough nor my self-purification adequate. Perhaps I had heard it well enough but I was pulled down by my lower dimensions' desires, i.e., the devil spirit; I had not been mindful of my absolute orders. In any case, it was my own crime against myself. I must totally accept whatever mental or physical distress I am in as the punishment of my life will. I continue to live this way, with gratitude and apologies to my substance.

8. Some Diet Drinks

a) Three-year Bancha tea (from a natural food store).

b) Brown rice tea: wash rice and dry roast until dark brown. Store it, and, when needed, boil some and drink.

c) Wheat and varieties of wheat tea: same as rice tea.

d) Diet coffee: dry roast red azuki beans and soy beans to a dark brown, resembling coffee beans. Grind to a flour and add hot (boiled) water to drink.

e) Kombu tea: wash and dry the kombu, then grind to a powder. Store it. Add hot (boiled) water to drink.

[6.46]   Ich habe darüber vollständige Sicherheit gewonnen. Heute versuche ich einfach, ein natürliches Leben zu führen und alles dem direkten Urteil und Begehren meines Wesenskerns zu überlassen. Wenn mein Körper krank wird, bedeutet das, ich konnte nicht auf die unbedingte Anweisung meines Wesenskerns hören. Meine Reflektion war weder tief genug, noch war meine Selbstreinigung angemessen. Vielleicht hatte ich es gut genug verstanden, ich wurde aber von den Begierden meiner niedrigeren Dimensionen, das heißt, vom Geist des Teufels, heruntergezogen; ich hatte meinen unbedingten Anweisungen keine Aufmerksamkeit geschenkt. In jedem Fall war es mein eigenes Verbrechen gegen mich selbst. In welchem seelischen oder physischen Elend ich mich auch befinde, ich muss es vollständig als Bestrafung meines Lebenswillens akzeptieren. Ich lebe weiterhin auf diese Weise, mit Dankbarkeit und Entschuldigungen an meinen Wesenskern.

[6.47]   8. Einige Diätgetränke

a) Dreijähriger Bancha[i] Tee (aus einem Naturkostladen).

b) Brauner Reis Tee: Reis waschen und rösten, bis er dunkelbraun ist. Einlagern und bei Bedarf etwas aufkochen und trinken.

c) Weizen- und Weizenteevarianten: dasselbe wie beim Reistee.

d) Diätkaffee: röste rote Azukibohnen und Sojabohnen bis sie dunkelbraun sind, vergleichbar Kaffeebohnen. Zu einem Mehl zermahlen und zum Trinken heißes (gekochtes) Wasser zugeben.

e) Kombu[ii] Tee: Den Kombu waschen und trocknen, dann zu einem Puder zermahlen. Lagern. Zum Trinken heißes (gekochtes) Wasser zugeben.

---

[i] Japanischer Grüntee, grüner Tee; **Sannenbancha** (Japanisch), san nen – drei Jahre
[ii] **Kombu** (Japanisch) – essbarer Seetang

9. Therapeutic Drinks

a) Ume Sho Bancha: to prepare, make three-year bancha tea. Add one large umeboshi (pitted) or two small ones and one third that amount grated ginger. Add one tablespoon soy sauce to eight ounces of bancha. Mix and drink.

b) Kuzu, porridge or soup: dissolve kuzu in a little cold water, adding a little grated ginger and soy sauce. Stirring quickly, add boiling water until mixture becomes transparent. How thick or thin this should be depends on the person's condition.

Both a) and b) may be used for all conditions.

c) Radish water: wash a daikon, leaving on the skin. Grate three tablespoons of daikon; add ten percent of that amount grated ginger and one and a half tablespoons soy sauce; mix. Add one and a half cups very hot bancha tea. Drink all at once.

This is powerfully effective for an inner fever from a cold or for a chilled feeling; it aids in perspiration. After drinking this, go to bed and cover up until you have completely sweated it out. Wash up and change to dry clothes and bedding. This is absolutely forbidden for a weak person, particularly with a heart condition. Even a very strong person cannot do this more than twice.

The Real Sense of Natural Therapy

 9. **Heilsame Getränke**

a) Ume Sho Bancha: zur Vorbereitung mache einen Tee aus dreijährigem Bancha. Füge eine große Umeboshi[i] (entkernt) oder zwei kleine hinzu und ein Drittel dieser Menge zerriebenen Ingwer. Gib einen Esslöffel Sojasauce auf acht Unzen [227 Gramm] Bancha. Mischen und trinken.

b) Kuzu[ii], Brei oder Suppe: löse Kuzu in etwas kaltem Wasser auf, etwas zerriebenen Ingwer und Sojasauce zugeben. Kurz umrühren und kochendes Wasser zugeben, bis die Mischung klar wird. Wie dick oder dünn sie sein sollte, hängt vom Zustand der Person ab.

Beides, a) und b) kann bei allen Zuständen verwendet werden.

c) Rettichwasser: einen Daikon[iii] waschen, die Schale dranlassen. Reibe drei Esslöffel Daikon; gib zehn Prozent dieser Menge zerriebenen Ingwer dazu und eineinhalb Esslöffel Sojasauce; mischen. Eineinhalb Tassen sehr heißen Banchatee zugeben. Alles auf einmal trinken.

Das ist äußerst wirkungsvoll für innere Fieber von einer Erkältung oder bei Frösteln; es unterstützt das Schwitzen. Nach dem Trinken geh ins Bett und deck dich zu, bis du es komplett ausgeschwitzt hast. Wasch dich, zieh trockene Sachen an und geh zu Bett. Dies ist ganz und gar verboten für eine schwache Personen, insbesondere mit einem Herzleiden. Selbst eine sehr kräftige Person kann das nicht mehr als zweimal tun.

---

[i] **Umeboshi** (Japanisch) – wörtlich: getrocknete Pflaume; die Frucht **Ume** (*Prunus mume*) ist eher mit der Aprikose verwandt und wird in Salz und Shisoblättern (*Perilla frutescens*) eingelegt und getrocknet.
[ii] **Kuzu** (Japanisch) – Pflanze aus der Familie der Hülsenfrüchte; im engeren die Stärke, die aus der Wurzel der Pflanze gewonnen wird
[iii] **Daikon** (Japanisch) – Japanischer Rettich (Deutsch *Winterrettich*)

d) Chamomile tea: this is for a weak person needing more concentrating energy.

e) Osha: this is only for a strong person needing expanding energy.

f) Apple juice: this is an expanding energy drink, not to be used for a person with weak concentrating energy.

g) Other herbal teas: you must know the nature of each herb or you can make the condition worse.

The Real Sense of Natural Therapy

d) Kamillentee: das ist für eine schwache Person, die mehr konzentrierende Energie braucht.

e) Osha[i]: das ist nur für eine starke Person, die mehr ausdehnende Energie braucht.

f) Apfelsaft: das ist ein ausdehnendes Energiegetränk, nicht zu gebrauchen für eine Person mit schwacher konzentrierender Energie.

g) Andere Kräutertees: du musst die Natur jedes Krauts kennen oder du kannst den Zustand verschlechtern.

---

[i] **Osha** – ein Wort der amerikanischen Ureinwohner, das Bär bedeutet; Bärenwurzel (*Ligusticum porteri*)

Some simple Remedies

a) Hot ginger compress: grate about 112.5 grams (four ounces) of ginger root, older ones are preferable, into a cloth bag and tie it up. Dip the bag into a half liter (about one quart) of boiling water and squeeze, making the water a pale yellow; darker is not necessary. Keep the water warm on a low fire. Place a towel into the water and gently squeeze it out, in order to avoid burning the skin. Apply the towel to the abnormal area so as to warm it up (placing another cover on top). You may also rub the towel back and forth over the area.

This is an expanding energy which helps make the blood circulate more smoothly, eliminating blood clots. It therefore helps stiffness or painfulness of the shoulder (contraction), cyst of the breast (contraction), nervous condition, skin sores, bruises.

b) Arbi paste (taro root): remove skin and grate. Add the same amount of whole wheat flour, ten percent grated ginger root and enough water to mix into a paste. Make the paste three quarters of a centimeter (1/4 to 3/8 of an inch) thick and place into a paper or cloth. Apply the paste after a ginger compress application (see above) and change the paste every five or six hours, warming the area with a ginger compress between paste applications.

Ein paar einfache Heilmittel

a) Heiße Ingwerkompresse: reibe etwa 112,5 Gramm (vier Unzen) Ingwerwurzel – ältere sind zu bevorzugen – in einen Stoffbeutel und binde ihn zu. Tauche den Beutel (etwa ein Viertel) in einen halben Liter kochendes Wasser und drücke ihn aus, bis das Wasser blassgelb wird; dunkler ist nicht nötig. Halte das Wasser auf kleiner Flamme warm. Leg ein Handtuch in das Wasser und wringe es sanft aus, um Verbrennungen der Haut zu vermeiden. Wende das Handtuch auf dem abnormen Gebiet an, um es zu erwärmen (leg eine weitere Abdeckung darauf). Du kannst mit dem Handtuch auch über das Gebiet vor- und zurückreiben.

Das ist eine ausdehnende Energie, die hilft, das Blut geschmeidiger zirkulieren zu lassen und Blutgerinsel aufzulösen. Es hilft daher bei Steifheit oder Schmerzen der Schulter (Verkrampfung), Zysten der Brust (Verkrampfung), Nervenleiden, Hautverletzungen, Blutergüssen.

b) Arbipaste (Tarowurzel)[i]: Haut entfernen und zerreiben. Gib dieselbe Menge Vollkornweizenmehl dazu, zehn Prozent geriebene Ingwerwurzel und ausreichend Wasser, um es zu einer Paste zu mischen. Mach die Paste einen dreiviertel Zentimeter (1/4 bis 3/8 Zoll) dick und lege sie in Papier oder Tuch. Verwende die Paste nach Anwendung einer Ingwerkompresse (siehe oben) und wechsle die Paste alle fünf oder sechs Stunden, während du das Gebiet zwischen den Paste-Anwendungen mit einer Ingwerkompresse erwärmst.

---

[i] **Taro** (in Indien Arbi) – immergrüne, großblättrige, krautige Pflanze (*Colocasia esculenta*)

If prolonged use is necessary, the skin may become irritated. After a ginger application, dry the skin and rub in sesame oil. Do not allow the skin to become overly irritated.

This paste affects the activity of concentrating and expanding energy, a little more on the expanding side. It can help such problems as cancer, swellings (cysts, etc.), rheumatism, burnt skin and all pain from skin inflammation. Arbi root is also available as a prepared powder which is more convenient to store. Simply add water to make the paste and apply as above.

c) Vegetable paste: this can be substituted for arbi. Grind green vegetable leaves and mix with ten percent grated ginger and enough wheat flour to make into the consistency of bread dough. This affects pain from inflammation and takes away fever; as an exterior application.

d) Tofu paste: squeeze the water from tofu through a cloth. Mix in about twenty percent wheat flour to make a paste about three quarters of a centimeter thick (1/4 to 3/8 in.). Put into a cloth and apply; change every two hours. Takes away fever from the head, chest and abdomen.

e) Mustard paste: make a paste from ground mustard seeds. If using mustard powder, add thirty percent wheat flour and enough water to make a paste. Apply. It takes away fever.

   The Real Sense of Natural Therapy

Wenn eine längere Anwendung nötig ist, kann es zu Hautreizungen kommen. Trockne nach einer Ingwer-Anwendung die Haut und massiere Sesamöl ein. Vermeide zu starke Irritationen der Haut.

Diese Paste wirkt sich auf die Tätigkeit der konzentrierenden und ausdehnenden Energie aus, etwas mehr auf der ausdehnenden Seite. Sie kann bei Problemen wie Krebs, Schwellungen (Zysten etc.), Rheumatismus, Hautverbrennungen und allen Schmerzen von Entzündungen der Haut helfen. Arbiwurzel ist auch als Pulver zubereitet verfügbar, das zur Lagerung geeigneter ist. Gib einfach Wasser dazu, um die Paste herzustellen und wende sie wie oben an.

c) Gemüsepaste: kann auch anstelle von Arbi verwendet werden. Zerreibe grüne Gemüseblätter und mische sie mit zehn Prozent geriebenem Ingwer und genug Weizenmehl, um das Ganze zur Konsistenz von Brotteig zu bringen. Es wirkt bei Schmerzen von Entzündungen und beseitigt Fieber; als äußerliche Anwendung.

d) Tofupaste: drücke das Wasser aus dem Tofu durch ein Tuch. Mische etwa zwanzig Prozent Weizenmehl hinein, um eine Paste zu machen, etwa einen dreiviertel Zentimeter dick (1/4 bis 3/8 Zoll). In ein Tuch wickeln und anwenden; alle zwei Stunden wechseln. Beseitigt Fieber[i] aus Kopf, Brust und Unterleib.

e) Senfpaste: mach eine Paste aus geriebenen Senfsamen. Wenn du Senfpulver verwendest, gib dreißig Prozent Weizenmehl und genug Wasser dazu, um eine Paste zu machen. Anwenden. Das beseitigt Fieber.

---

[i] Temperaturerhöhungen, gegebenenfalls lokal begrenzt

f) Meat paste: use one to two centimeters thick red meat. Apply. It is also used to take away fever.

g) Apple juice: juice fresh apples and apply; for fever from a headache.

h) Daikon juice: grate a daikon and squeeze out the juice. Apply. For headache, chapped and bleeding skin and inflammation from a bruise.

i) Lotus root juice: grate a fresh lotus root, squeezing out the juice. To two tablespoons lotus root juice add one teaspoon ginger root juice and a little natural salt. Add four ounces of hot water and drink three times daily. For a cough and catarrh of the throat.

j) Raw brown rice: every morning, while you are still hungry (before eating or drinking anything), chew a handful of raw rice very well, until it is a pulp. Used to clean out worms.

k) Salt bancha: add one percent salt to bancha tea. Use to wash the eyes and nose.

l) For burns, immediately cool the area with salt water until the pain stops. Apply sesame oil. You may also apply arrowroot juice.

The Real Sense of Natural Therapy

f) Fleischpaste: nimm rotes Fleisch, ein bis zwei Zentimeter dick. Anwenden. Das wird auch zur Beseitigung von Fieber verwendet

g) Apfelsaft: frische Äpfel entsaften und anwenden; bei Fieber [Temperaturerhöhungen] [in Folge] von Kopfschmerzen.

h) Daikonsaft: reibe einen Daikon und drücke den Saft aus. Anwenden. Bei Kopfschmerzen, rissiger und blutender Haut und Entzündungen durch einen Bluterguss.

i) Lotuswurzelsaft: reibe eine frische Lotuswurzel, drücke den Saft aus. Gib auf zwei Esslöffel Lotuswurzelsaft einen Teelöffel Ingwerwurzelsaft und ein wenig natürliches Salz. Gib vier Unzen [112,5 Gramm/Milliliter] heißes Wasser dazu und trink das dreimal täglich. Bei Husten und Entzündung der Rachenschleimhaut.

j) Roher brauner Reis: jeden Morgen, während du noch hungrig bist (bevor du irgendetwas isst oder trinkst), kaue eine Hand voll rohen Reis sehr gut durch, bis es Mus ist. Wird genutzt um Würmer zu beseitigen.

k) Salzbancha: füge Banchatee ein Prozent Salz zu. Nutzen, um Augen und Nase zu waschen [spülen].

l) Bei Verbrennungen, kühle das Gebiet unverzüglich mit Salzwasser, bis der Schmerz aufhört. Wende Sesamöl an. Du kannst auch Pfeilwurz-Saft verwenden.

m) Ume Extract: this may be purchased at a natural food store. Always use in small doses. To strengthen the stomach and intestines; it corresponds to the digestive organs. It is powerful in protecting the body from contagious diseases such as cholera and typhoid fever. In an epidemic, take beforehand as a preventative measure. If already contracted and there is a fever, take ume and it will be cured within two or three days. In summer, if the water is bad, mix in a little ume to protect against viruses.

n) Miso oil: to prepare, boil up about four ounces of black sesame oil, adding 375 grams of natural miso, cooking slowly over a low fire. Stir constantly until miso is completely dissolved in the oil; it should darken. Keep it on the table and use a little with every meal. White sesame oil is a substitute but not as effective. It helps with a weak concentrating condition: heart disease, rheumatism, arthritis, near and far sightedness, tired eyes and all eye problems.

o) Egg Yolk: use only fertilized eggs. Separate the raw yolk from the white, as well as the cell. Add two or three drops of natural soy sauce and swallow in one gulp! It is used for weak, concentrating/overactive expanding condition of heart disease. Use only in an emergency when the heart is pumping too much and it is difficult to breathe. Can only be used twice a day. Do not use commercial, unfertilized eggs because they do not help and their poisons may make the condition worse.

m) Ume[i]-Extrakt: es kann eventuell in einem Naturkostladen bestellt werden. Immer in kleinen Dosierungen verwenden. Zur Stärkung des Magens und der Därme; es steht in Verbindung mit den Verdauungsorganen. Es ist stark wirksam beim Schutz des Körpers vor ansteckenden Krankheiten wie Cholera und Typhusfieber. Während einer Epidemie im Vorhinein einnehmen, als vorbeugende Maßnahme. Wenn du bereits infiziert bist und Fieber auftreten, nimm Ume und es wird innerhalb von zwei bis drei Tagen geheilt sein. Im Sommer, wenn das Wasser schlecht ist, mische ein wenig Ume hinein, um dich gegen Viren zu schützen.

n) Miso[ii]-Öl: koche zur Vorbereitung etwa vier Unzen schwarzes Sesamöl auf, unter Zugabe von 375 Gramm natürlichem Miso langsam auf kleiner Flamme kochen. Ständig rühren, bis das Miso vollständig im Öl aufgegangen ist; es sollte dunkler werden. Stell es mit auf den Tisch und verwende bei jeder Mahlzeit ein wenig. Weißes Sesamöl ist ein Ersatz, aber nicht so wirksam. Es hilft bei einem schwachen konzentrierenden Zustand: Herzkrankheiten, Rheumatismus, Arthritis, Kurz- und Weitsichtigkeit, Ermüdung der Augen und allen Augenproblemen.

o) Eigelb: nutze ausschließlich befruchtete Eier. Trenne das rohe Eigelb vom Eiweiß und dem Rest des Eis. Gib zwei, drei Tropfen natürlicher Sojasauce dazu und schluck es in einem Zug! Wird verwendet bei schwachem konzentrierendem/übermäßig ausdehnendem Zustand einer Herzerkrankung. Nur im Notfall benutzen, wenn das Herz zu stark pumpt und es schwer ist, zu atmen. Kann nur zweimal am Tag verwendet werden. Verwende keine kommerziellen, unbefruchteten Eier, denn sie helfen nicht und ihre Gifte können den Zustand verschlechtern.

---

[i] Siehe dazu die Fußnote auf Seite 55 zu **Ume**boshi
[ii] **Miso** (Japanisch) – Paste, die unter Zugabe verschiedener Zutaten hauptsächlich aus fermentierten Sojabohnen hergestellt wird.

COMPARATIVE CHART OF YIN/YANG

Devising this Yin/Yang chart was very difficult because in order to make it perfect, one must search the basic life rhythms inside one's own body – at the bottom of physical life. They must then be compared with the Kototama Fifty Sound Principle. To write scientifically about the a priori and a posteriori matters thus grasped has been a difficult task indeed.

This chart shows how the life action of concentration and expansion of the universe manifest phenomena in terms of daily food and drink. Studying and practicing with this chart as a comparison will help you to open your highest dimension's inner judgment, **I-E**. That means, opening your Eye of Life.

VERGLEICHENDE TABELLE VON YIN/YANG

[7.1]   Diese Yin/Yang-Tabelle auszuarbeiten war sehr schwierig, denn um sie vollkommen zu machen, muss man die grundlegenden Lebensrhythmen im Innern seines eigenen Körpers untersuchen – am Grund des physischen Lebens. Anschließend müssen sie mit dem Prinzip der Fünfzig Kototama-Klänge verglichen werden. Über die auf diese Weise erfassten apriorischen und aposteriorischen Sachverhalte wissenschaftlich zu schreiben, war wirklich eine schwierige Aufgabe.

[7.2]   Die Tabelle zeigt, wie die Lebenshandlung von Konzentration und Ausdehnung des Universums die Phänomene, die das alltägliche Essen und Trinken betreffen, manifestiert. Die Tabelle als Vergleich zu studieren und danach zu praktizieren, wird dir helfen, die innere Urteilskraft deiner höchsten Dimension, **I-E**, zu öffnen. Das bedeutet, dein Auge des Lebens zu öffnen.

SUBJECT	YIN NATURE		YANG NATURE
Kototama Sound	WA		A
Life Action	attraction		expansion
	gravity		separation
	concentration		
Mother Sounds	U, O	I	E, A
Gogio - 5 Elements	earth, water	fire	metal, wood
Space	earth	human	heaven
Direction	north		south
	west		east
	coming down		going up
	right to left		left to right
Season	autumn		spring
	winter		summer
Time	night		day
	evening		morning
Dimension	time		space
Poisons	cold, dry	wet	heat, wind
Environment	land		sea
	lower land		higher land
	inland		beach
Light Rays	ultra-violet		infra-red
Element	carbon		oxygen
	sodium		potassium
	calcium		magnesium
pH	alkaline		acid
Vitamin	A, D, E, F, K		C, B, B-12, P
Compactness	small		large
Weight	heavy, dense		light
Form	small		large
	short		long
Emotion	sad	peaceful	angry

The Real Sense of Natural Therapy

[7.3]

GEGENSTAND	YIN NATUR		YANG NATUR
Kototama Klang	WA		A
Lebenshandlung	Anziehung		Ausdehnung
	Gravitation		Trennung
	Konzentration		
Mutter-Klänge	U, O	I	E, A
Gogio - 5 Elemente	Erde, Wasser	Feuer	Metall, Holz
Raum	Erde	Mensch	Himmel
Richtung	Nord		Süd
	West		Ost
	sinken		steigen
	von rechts nach links		von links nach rechts
Jahreszeit	Herbst		Frühling
	Winter		Sommer
Zeit	Nacht		Tag
	Abend		Morgen
Dimension	Zeit		Raum
Gifte	kalt, trocken	feucht	Hitze, Wind
Umgebung	Land		See
	Flachland		Hochland
	Inland		Küsten
Lichtstrahlen	ultraviolett		infrarot
Element	Kohlenstoff		Sauerstoff
	Natrium		Kalium
	Kalzium		Magnesium
pH	basisch		sauer
Vitamin	A, D, E, F, K		C, B, B-12, P
Gedrängtheit	klein		groß
Gewicht	schwer, dicht		leicht
Form	klein		groß
	kurz		lang
Gefühl	traurig	friedlich	wütend

SUBJECT	YIN NATURE		YANG NATURE
Emotion	melancholy	peaceful	happy
Mental Activity	spiritual		materialistic
	religion		politics
	philosophy		economics
	art		business
	loner		sociable
	introvert		extrovert
Presence	outside yin		outside yang
	inside yang		inside yin
	slow		fast
	hard		soft
Physical Activity	immobile		mobile
	inactive		active
	slow		speedy
Social Action	peace		war
Life Forms	woman		man
	feminine		masculine
	plant		animal
Mental Action	quiet, inactive		loud, active
	negative		positive
Longevity	long life		short life
Respiration	inhalation		exhalation
Age	old, middle	young	childhood
	age	adult	infancy
Physical Strength	endurance		short span
Form	solid		liquid
	liquid		air
	oil		air
	oil		water
More Active In	fall		spring
	winter		summer
	nighttime		daytime

The Real Sense of Natural Therapy

GEGENSTAND	YIN NATUR		YANG NATUR
Gefühl	Melancholie	friedlich	glücklich
Seelische Tätigkeit	geistig		materialistisch
	Religion		Politik
	Philosophie		Ökonomie
	Kunst		Geschäft
	Einzelgänger		gesellig
	introvertiert		extrovertiert
Dasein, Auftreten	außen Yin		außen Yang
	innen Yang		innen Yin
	langsam		schnell
	hart		weich
Physische Tätigkeit	unbeweglich		beweglich
	untätig		tätig
	langsam		flink
Soziale Handlung	Frieden		Krieg
Lebensform	Frau		Mann
	weiblich		männlich
	Pflanze		Tier
Seelische Handlung	still, untätig		laut, tätig
	negativ		positiv
Dauerhaftigkeit	langlebig		kurzlebig
Atmung	Einatmung		Ausatmung
Alter	alt, mittleres Alter	junge Erwachsene	Kindheit, Säuglingsalter
Physische Stärke	Ausdauer		Kurzstrecke
Form	fest		flüssig
	flüssig		Luft
	Öl		Luft
	Öl		Wasser
Tätiger im	Herbst		Frühling
	Winter		Sommer
	nachts		tags

SUBJECT	YIN NATURE	YANG NATURE
Temperature	cold	hot
	cool	warm
Food	grain	vegetable
	grain	animal protein
	vegetable	animal protein
	animal protein	fruit
	seed	grain
	grain	nuts
	root vegetables	leafy vegetables
	dried food	raw food
	cooked food	raw food
Plants	tubers, grasses	tall plants
Taste	acrid, puckering	sweet, sour, hot
	bitter	acid
	salty	acid
Color	black	white
	violet	yellow
	indigo	orange
	blue	red
	green	crimson
Animal World	egg, shellfish fish	animal, bird
Condiments	salt	sugar
	salt	vinegar
	sugar	vinegar
Drinks	natural water	juices
	natural water	vinegar
	vinegar	alcoholic drinks
	natural water	soda, juice
	natural water	alcohol
	soda, juice	alcohol

The Real Sense of Natural Therapy

GEGENSTAND	YIN NATUR	YANG NATUR
Temperatur	kalt	heiß
	kühl	warm
Nahrung	Getreide	Gemüse
	Getreide	tierisches Protein
	Gemüse	tierisches Protein
	tierisches Protein	Frucht
	Samen	Getreide
	Getreide	Nüsse
	Wurzelgemüse	Blattgemüse
	getrocknete Nahrung	rohe Nahrung
	gegarte Nahrung	rohe Nahrung
Pflanzen	Knollen, Gräser	Hohe Pflanzen
Geschmack	beißend, zusammen-ziehend	süß, säuerlich, scharf
	bitter	sauer
	salzig	sauer
Farbe	Schwarz	Weiß
	Violett	Gelb
	Indigo	Orange
	Blau	Rot
	Grün	Purpur
Tierwelt	Ei, Schalen-tiere [Muscheln]	Fisch	Tier, Vogel
Gewürze	Salz	Zucker
	Salz	Essig
	Zucker	Essig
Getränke	natürliches Wasser	Säfte
	natürliches Wasser	Essig
	Essig	alkoholische Getränke
	natürliches Wasser	Limonade [Soda], Saft
	natürliches Wasser	Alkohol
	Limonade, Saft	Alkohol

SUBJECT	YIN NATURE	YANG NATURE
Cooking Time	slow cooking boiling slowly	fast cooking boiling quickly
Facial Form	△ □ ○	▯ ▽
Eyes	small pupil below upper white shows upper sanpaku yonpaku (4 corner white) pupil in center, surrounded by white	large pupil above lower white shows lower sanpaku
Ears	small thick flat lower position long lobe	large thin protruding upper position no lobe
Nose	thin, straight, pinched	flat, large, pug
Mouth and Lips	small thin tight	big full protruding
Body	muscular, short, big bones, stocky	tall, small muscles, fat, tissues
Hair	black bushy, thick brunette maintaining hair	red thin light reddish, blond losing hair

The Real Sense of Natural Therapy

GEGENSTAND	YIN NATUR	YANG NATUR
Kochzeit	langsam garen	schnell garen
	langsam kochen	schnell kochen
Gesichtsform	△ □ ○	▭ ▽
Augen	klein	groß
	Pupille unten	Pupille oben
	Weiß oberhalb zeigt	Weiß unterhalb zeigt
	oberes Sanpaku	unteres Sanpaku[i]
	Yonpaku (4 Ecken weiß)	
	Pupille im Zentrum,	
	umgeben von Weiß	
Ohren	klein	groß
	dick	dünn
	flach	vorstehend
	niedrige Position	höhere Position
	langes Läppchen	kein Läppchen
Nase	dünn, gerade,	flach, groß,
	zusammengekniffen	eingedrückt
Mund und Lippen	klein	groß
	dünn	voll
	eng	vorstehend
Körper	muskulös, kurz, große	lang, kleine Muskeln,
	Knochen, untersetzt	Fett, Gewebe
Haar	schwarz	rot
	buschig, dick	dünn
	brünett	hellrötlich, blond
	Haar behalten	Haar verlieren

---

[i] Von **Sanpakugan** (Japanisch) – Dreifach weißes Auge. (Siehe auch: Ohsawa, Georges. Auch Sie sind Sanpaku. Mahajiva 1992)

APPENDIX

Practicing sounds

Practice begins with the pronunciation of the sounds aloud. When meditating, breathe slowly, making each breath as long as possible. Breath deeply from the tanden (a point just below the navel) – not from the chest.

Make the sound of **SU** and then **A-WA**. Do not use any technique or decoration, such as a melody. Just let the sounds come out naturally; otherwise, you are beginning with an intellectual action and you will not be able to see anymore.

To make sounds is an action of expansion. It should start from the point of final concentration, the absolute center. That is why all Kana sounds always start with the teeth held firmly together.

The rhythm of sounds, our life's manifestation, is based on *I* dimension, the life will. When making the *I* sounds, the teeth remain closed; they are always made by biting the teeth.

ANHANG

Klänge üben

Die Übung beginnt mit der lauten Aussprache der Klänge. Während du meditierst, atme langsam und mache jeden Atemzug so lang wie möglich. Atme tief aus dem Tanden (ein Punkt etwas unterhalb des Nabels) – nicht aus der Brust.

Mache den Klang *SU* und dann *A-WA*. Benutze keinerlei Technik oder Ausschmückung, wie etwa eine Melodie. Lass den Klang einfach natürlich herauskommen; andernfalls beginnst du mit einer intellektuellen Handlung und wirst nicht mehr in der Lage sein, zu sehen.

Die Klänge zu machen, ist eine ausdehnende Handlung. Sie sollte in dem Punkt endgültiger Konzentration, dem absoluten Zentrum, beginnen. Darum beginnen alle Kana-Klänge mit fest zusammengehaltenen Zähnen.

Der Rhythmus der Klänge, die Manifestation unseres Lebens, gründet in der Dimension *I*, dem Lebenswillen. Wenn man die *I*-Klänge macht, bleiben die Zähne geschlossen; sie [die *I*-Klänge] werden immer mit zusammengebissenen Zähnen gemacht.

A-O-U-E, the four dimensions of mother sounds, and the child sounds, come out from *I*. With each sound, always return to biting the teeth.

A sound is energy expanding to the fullest and made with a fully opened mouth. *O* sound is made with a round mouth, half closed; the smallest opening comes out as *U* sound. *I* and *E* sounds are made with the mouth open sideways. The teeth open for *E* but remain closed for *I*.

It is the same inner energy that is expanding; only the form of the mouth changes. Our human life energy can expand in only these five ways – these five sounds.

When making the *WA* sounds, say *U-U-U-WA*; you can see it better that way. Try to see the difference between the light of *A* and *WA*. There is no shrine or ceremony that uses only one candle. There are always two lights which symbolize the manifestation of human capacity and *A* and *WA*.

Die vier Dimensionen der Mutter-Klänge, *A-O-U-E*, und die Kind-Klänge gehen aus *I* hervor. Kehre bei jedem Klang zu zusammengebissenen Zähnen zurück.

Der Klang *A* ist Energie, die sich zum Vollsten ausdehnt, und wird mit vollständig geöffnetem Mund gemacht. Der *O*-Klang wird mit einem runden, halb geschlossenen Mund gemacht; die kleinste Öffnung bringt den *U*-Klang hervor. *I* und *E* werden mit seitlich geöffnetem Mund gemacht. Die Zähne öffnen sich für *E*, bleiben aber geschlossen für *I*.

Es ist dieselbe innere Energie, die sich ausdehnt; nur die Form des Mundes ändert sich. Unsere menschliche Lebensenergie kann sich allein in diesen fünf Weisen ausdehnen – diesen fünf Klängen.

Wenn du den Klang *WA* machst, sage *U-U-U-WA*; du kannst es auf diese Weise besser verstehen. Versuche, den Unterschied zwischen dem Licht von *A* und *WA* zu erkennen. Es gibt keinen Schrein, keine Zeremonie, die nur eine Kerze verwendet. Es gibt immer zwei Lichter, die die Manifestation menschlicher Fähigkeit und *A* und *WA* symbolisieren.

MISOGI   HALAI   •   KOTOBA

TAKAAMA HALA NI MOTOTUMI O YASUME OHO KAMI ∎

AMATANO KA MI GAMI WO TUDOYETE ∎ TOKO TO WA

NI KA MI TU MA LI MASU ∎ KAMULOGI KAMULOMI NO

MIKOTO MOTITE ∎ KAMU IZANAGI NO MIKOTO ∎

TUKUSI NO HI MUKA NO TATI HANANO ∎ ODO NO

AHAGI GA HALA NI MISOGI HALAI TAMOU TO KINI ∎

NALI MASELU HALAIDO NO OHOKAMI TATI ∎ MOLO

MOLO NO MAGAKOTO TU MI KEGALE WO ALAZI TO ∎

HALAI TAMAE KIYOME TAMAE TO MOUSU ∎

KOTONO YOSI WO ∎ AMATUKAMI KUNI TU KAMI ∎ YAO

YO LOZU NO KAMITATI TOMONI ∎ AMENO FUTI KOMA

NO MI MI FULI TATETE KIKO SIME SE TO ∎ KASI KOMI

KASI KOMI MO MO SUU ∎

KAM NAGALA TAMATI HAIYE MASE ∎ KAM NAGALA

TAMATI HAIYE MASE ∎ KAM NAGALA TAMATI HAIYE

MASE ∎

WA	LA	YA	MA	HA	NA	TA	SA	KA	A
WI	LI	YI	MI	HI	NI	TI	SI	KI	I
WU	LU	YU	MU	HU	NU	TU	SU	KU	U
WE	LE	YE	ME	HE	NE	TE	SE	KE	E
WO	LO	YO	MO	HO	NO	TO	SO	KO	O

WN

WA	NA	LA	MA	YA	HA	SA	KA	TA	A
WO	NO	LO	MO	YO	HO	SO	KO	TO	O
WU	NU	LU	MU	YU	HU	SU	KU	TU	U
WE	NE	LE	ME	YE	HE	SE	KE	TE	E
WI	NI	LI	MI	YI	HI	SI	KI	TI	I

AN

WA	SA	YA	NA	LA	HA	MA	KA	TA	A
WI	SI	YI	NI	LI	HI	MI	KI	TI	I
WE	SE	YE	NE	LE	HE	ME	KE	TE	E
WO	SO	YO	NO	LO	HO	MO	KO	TO	O
WU	SU	YU	NU	LU	HU	MU	KU	TU	U

IEI

ISO KAMI SHRINE 47 SOUNDS

SE LI ME WA NE YA HI
WE HE KA NU SI KO HU
HO TE U SO KI TO MI
LE NO O WO LU MO YO
KE MA E TA YU TI I
  SU NI HA WI LO MU
  A SA KU TU LA NA

32 CHILD SOUNDS

NA LE HA SE KU YA TA
KO NO NU HO MU YU TO
  NE LA HE SU YE YO
  KA SA HU LU KE TU
  MA LO MO SO ME TE

Sound card instructions

To practice sounds

Sounds may be held for an entire breath, or done quickly. Try different ways, to see which ones work for your study at any given time.

The first prayer [sound card page two], the Amatu Nolito, is read from left to right, as in English. The indicated stops (squares) are places to breathe. This prayer is done once.

Next, go to the back [page four] of the card. The top prayer is the Iso Kami Shrine prayer. It is pronounced from top to bottom, starting at the right, as in *HI, HU, MI, YO…* This prayer is done three times.

The 32 Child Sounds are also practiced top to bottom, beginning at the right, as in *TA, TO, YO, TU, TE…* Practice this order three times.

The final practice is on page three. Each order of civilization is practiced separately. They go from top to bottom, starting at the right, *A, I, U, E, O…*, then right to left, starting at the top, *A, KA, SA, TA, NA…*

Anleitungen zur Klangkarte

Zur Übung der Klänge

Die Klänge können einen ganzen Atemzug lang oder schnell gemacht werden. Versuche verschiedene Arten, um zu sehen, welche für dein Studium zur jeweiligen Zeit am besten funktionieren.

Das erste Gebet [Klangtafel, Seite zwei], das Amatu Nolito, wird von links nach rechts gelesen, wie im Deutschen. Die angezeigten Unterbrechungen (Quadrate) sind Stellen zum Atmen. Dieses Gebet wird einmal gemacht.

Als nächstes gehe auf die Rückseite der Klangtafel [Seite vier]. Das Gebet oben ist das Gebet des Iso-Kami-Schreins. Es wird von oben nach unten ausgesprochen, beginnend rechts, also *HI, HU, MI, YO*… Dieses Gebet wird dreimal gemacht.

Die 32 Kind-Klänge werden ebenfalls von oben nach unten geübt, beginnend rechts, also *TA, TO, YO, TU, TE*… Übe diese Reihenfolge dreimal.

Die letzte Übung ist auf Seite drei. Jede Ordnung einer Zivilisation wird getrennt geübt. Sie gehen von oben nach unten, beginnend rechts, *A, I, U, E, O*…, dann von rechts nach links, beginnend oben, *A, KA, SA, TA, NA*…

The orders may also be short-cut: *A, I, U, E, O, WA, WI, WU, WE, WO* each set of five repeated several times, with one final kiai of *Wn!* Then, *A, O, U, E, I, WA, WO, WU, WE, WI,* each set several times, followed by *An!* And finally, *A, I, E, O, U, WA, WI, WE, WO, WU,* each set several times, finished with *IEI!*

The Amatu Futonolito order, the order of the next civilization's consciousness, should also be practiced in its entirety, and can be done with or without the other two. It can be practiced slowly, or fast, once or a hundred times, *A, I, E, O, U…*, then *A, TA, KA, MA, HA, LA…* Breaths, if taken, may be at the end of a line, or after *E* sounds, and *H* sounds. At the end of the *U* line of sounds, pronounce the kiai *IEI!* strongly from your tanden.

Die Ordnungen können auch abgekürzt werden: **A, I, U, E, O, WA, WI, WU, WE, WO,** jeder Satz von fünf einige Male wiederholt, mit einem abschließenden Kiai **Wn!** Danach **A, O, U, E, I, WA, WO, WU, WE, WI,** jeder Satz mehrere Male, gefolgt von **An!** Und abschließend, **A, I, E, O, U, WA, WI, WE, WO, WU,** jeder Satz mehrere Male, abgeschlossen mit **IEI!**

Die Reihenfolge Amatu Futonolito, die Ordnung des Bewusstseins der nächsten Zivilisation, sollte auch in Gänze geübt werden und kann mit oder ohne die anderen beiden gemacht werden. Sie kann langsam oder schnell, einmal oder Hunderte Male geübt werden, **A, I, E, O, U…,** dann **A, TA, KA, MA, HA, LA…** die Atemzüge sollten, wenn dann am Ende einer Zeile gemacht werden, oder nach **E**-Klängen und **H**-Klängen. Am Ende der Zeile der **U**-Klänge sprich den Kiai **IEI!** kräftig aus dem Tanden aus.

About the author
Hinomoto no Mikoto Masahilo Nakazono

O Sensei Nakazono devoted his entire life's energy pursuing the way to the final truth. This quest took him to near perfection of the traditional martial arts; years of rigorous spiritual practices; and decades of testing, questioning and perfecting all aspects of traditional oriental therapies. It led him to Ueshiba Sensei and mastery of Aikido; to Professor Ohsawa and the practice of Macrobiotics; to Sakai Sensei, the master of healing with the hands; and to Ogasawara Sensei, who guided him toward understanding the Kototama Principle.

This lifetime pursuit to grasp a unified understanding of the universe has resulted in a practical basis of health care.

Born in Kagoshima District, southern Japan, in 1918, Sensei Nakazono's earliest experiences of healing came from his mother, a nurse-midwife who used foods, herbs, poultices and massage in her work. She was highly respected and widely recognized for her ability to turn breech babies and demand for her services continued throughout his childhood.

Über den Autor
Hinomoto no Mikoto Masahilo Nakazono

O Sensei Nakazono widmete die gesamte Energie seines Lebens dem Bestreben, dem Weg der endgültigen Wahrheit zu folgen. Dieses Streben brachte ihn nahezu zur Perfektion der traditionellen Kampfkünste; führte zu Jahren strenger geistiger Übungen und zu Jahrzehnten des Überprüfens, Hinterfragens und Perfektionierens aller Aspekte traditioneller orientalischer Heilverfahren. Es führte ihn zu Ueshiba Sensei und zur Meisterschaft im Aikido, zu Professor Ohsawa und der Praxis der Makrobiotik, zu Sakai Sensei, dem Meister im Heilen mit den Händen, und zu Ogasawara Sensei, der ihn zum Verständnis des Kototama-Prinzips führte.

Dieses lebenslange Bestreben, ein einheitliches Verständnis des Universums zu erlangen, ergab eine praktische Grundlage der Gesundheitsfürsorge.

Geboren 1918 in der Provinz Kagoshima, im südlichen Japan, kamen Seinsei Nakazonos früheste Erfahrungen im Heilen von seiner Mutter, einer Hebamme, die in ihrer Arbeit Nahrungsmittel, Kräuter, Wickel und Massagen verwendete. Sie wurde in hohem Maße geachtet und war weithin bekannt für ihre Fähigkeit, Babys in Steißlage zu drehen, und die Inanspruchnahme ihrer Leistungen setzte sich durch seine gesamte Kindheit fort.

His study of Kendo began at age six. Before his teens, Sensei began concentrating on the practice of Judo and began intensive professional studies when he was 14. By 1933, he earned his Black Belt in Judo and a year later began a two-year apprenticeship in the study and practice of Acupuncture with Dr. Juzo Motoyama in Nagasaki.

In 1938, he received his license as a "Bone-Setter," an osteopathic specialty in structural repair and manipulation available only to instructors who had undergone specific rigorous training.

He was trained in Aikido, a martial art for self-purification, by its founder, Ueshiba Sensei. During the 1960s, he was the World Aikido Federation representative to Europe and North Africa and Director of the European Aikido Federation.

It was Ueshiba Sensei who introduced him to the Kototama Principle, saying it was the foundation of the principles of Aikido. However, Ueshiba Sensei continued to use the traditional metaphors and symbols by way of explanation and his teaching of the Unified World appeared theoretical or metaphysical. There were to be 18 more years of searching before Sensei Nakazono would come in contact with Ogasawara Sensei.

Im Alter von sechs Jahren begann sein Kendo-Studium. Noch vor seiner Jugend fing Sensei an, sich auf das Training von Judo zu konzentrieren und er begann, als er 14 war, mit eingehenden professionellen Forschungen. 1933 bekam er seinen Schwarzen Gürtel in Judo und absolvierte ein Jahr später eine zweijährige theoretische und praktische Ausbildung in Akupunktur bei Dr. Juzo Motoyama in Nagasaki.

1938 erhielt er die Zulassung als „Knochenrichter", ein osteopathisches Fachgebiet zur strukturellen Wiederherstellung und Behandlung, die nur Judo-Trainern zugänglich ist, die sich einem speziellen, strengen Training unterzogen haben.

Er wurde in Aikido, einer Kampfkunst zur Reinigung des Selbst, von ihrem Begründer Ueshiba Sensei ausgebildet. Während der 1960er Jahre war er für den Welt-Aikido-Verband Bevollmächtigter für Europa und Nordafrika sowie Direktor des Europäischen Aikido-Verbandes.

Es war Ueshiba Sensei, der ihn in das Kototama-Prinzip einführte und sagte, dass es die Grundlage der Prinzipien des Aikido wäre. Allerdings verwendete Ueshiba Sensei weiterhin die traditionellen Metaphern und Symbole für die Erklärung, und seine Lehre der Vereinten Welt erschien theoretisch oder metaphysisch. Es mussten noch weitere 18 Jahre der Suche vergehen, bis Sensei Nakazono mit Ogasawara Sensei in Kontakt kam.

A professor named George Ohsawa developed some interesting nutritional ideas which he termed "Macrobiotics." Sensei Nakazono's association with Professor Ohsawa began in 1950 and their close relationship lasted over ten years. In 1955, Sensei left Japan and traveled to India where he established the Universal Institute. There he treated mental and physical disorders using Ohsawa's system; i.e., he diagnosed according to Macrobiotic theory and personally prepared each of his patient's meals. He treated there in this manner for three years.

Upon his return to Japan, he was introduced to the renowned master of handwork therapy, Sakai Sensei. Master Sakai taught Sensei his own method: Te A Te (Spiritual Hand Treatment) and continued to guide him until his death. It was Master Sakai who fully grasped the spirit of finite form – Jizo Bosatsu. This "treatment by spirit" led Sakai Sensei to unique diagnostic powers and treatment methods which he passed on to Sensei Nakazono.

The first Aikido dojo outside of Japan was founded by Sensei in 1958, in Singapore. In 1960, he was a martial arts consultant to the government of South Vietnam.

In France, where he settled with his family in the early 1960s, he established the Kan Nagara Institute and began training European students in Aikido and therapy techniques. He traveled throughout Europe and North Africa during his 11 years in France. When he departed for the United States in 1972, he had over 40,000 European Aikido students and student practitioners of Natural Therapy.

Ein Professor namens George Ohsawa entwickelte einige interessante Ideen zu Ernährung, die er „Makrobiotik" nannte. Sensei Nakazonos Verbindung mit Professor Ohsawa begann 1950 und ihre enge Beziehung währte über zehn Jahre. 1955 verließ Sensei Japan und reiste nach Indien, wo er das Universal Institut gründete. Dort behandelte er mit Ohsawas System mentale und physische Störungen; das heißt, er diagnostizierte nach der Theorie der Makrobiotik und bereitete persönlich jedes Mahl seiner Patienten zu. Er behandelte dort auf diese Art drei Jahre lang.

Bei seiner Rückkehr nach Japan wurde er dem angesehenen Meister in der Heilung mit den Händen, Sakai Sensei, vorgestellt. Meister Sakai lehrte Sensei seine Methode: Te A Te (Geistige Handbehandlung) und leitete ihn bis zu seinem Tod weiter an. Es war Meister Sakai, der den Geist der endlichen Form vollständig erfasst hatte – Jizo Bosatsu. Die „Behandlung durch den Geist" führte Sakai Sensei zu einzigartigen diagnostischen Fähigkeiten und Behandlungsmethoden, die er an Sensei Nakazono weitergab.

Das erste Aikido Dojo außerhalb Japans wurde von Sensei 1958 in Singapore gegründet. 1960 war er Kampfkunst-Berater der Regierung von Süd-Vietnam.

In Frankreich, wo er sich mit seiner Familie in den frühen 1960ern niederließ, gründete er das Kan-Nagara-Institut und begann, europäische Schüler in Aikido und Heiltechniken auszubilden. Während seiner 11 Jahre in Frankreich bereiste er Europa und Nordafrika. Als er 1972 in die Vereinigten Staaten aufbrach, hatte er über 40 000 europäische Aikido-Schüler und studierende Anwender der natürlichen Heilverfahren.

The study of the Kototama Principle began when he established contact with Ogasawara Sensei. Though his teacher was in Japan and he was in France, the effect of his studies and the correspondences between teacher and student transformed his life – thoughts, speech, Aikido, therapy work – all dimensions underwent profound transformation. Kototama meditation became Kototama life. The movements of Aikido changed, viewpoints changed, the understanding of Natural Therapy changed and its application took on an entirely new meaning.

A six-month visit to the U.S. in 1970 resulted in his decision to establish a center of learning in Santa Fe, New Mexico. In 1972, he arrived in Santa Fe, opened a medical clinic and dojo and began teaching Aikido and Oriental Medicine as manifestations of the Kototama Principle.

Weekly discourses on the Kototama Principle began and publishing efforts were initiated; students increased and the load at his clinic grew. In January 1973, patients of Sensei introduced an Acupuncture Practice Act in the State Senate. This was the first acupuncture legislation ever considered in the United States.

His healing capacities became widely known and it was necessary for him to ask his son, Katsuharu K. Nakazono Sensei, to come to Santa Fe and assist him. His son, also a highly ranked Aikido master and Acupuncturist, arrived in Santa Fe in 1974. By 1977, he and his son had treated well over 4,000 patients who came from all parts of the country and various parts of the world seeking his unique methods of treatment.

Das Studium des Kototama-Prinzips begann, als er Kontakt mit Ogasawara Sensei aufgenommen hatte. Obwohl sein Lehrer in Japan war und er in Frankreich, veränderte die Auswirkung seiner Studien und die Korrespondenz zwischen Lehrer und Schüler sein Leben – Gedanken, Rede, Aikido, Heilarbeit – alle Dimensionen machten einen tiefgreifenden Wandel durch. Die Bewegungen im Aikido änderten sich, Sichtweisen änderten sich, das Verständnis der natürlichen Heilverfahren veränderte sich, und deren Anwendung bekam eine völlig neue Bedeutung.

Ein sechsmonatiger Besuch in den Vereinigten Staaten, 1970, führte zu seiner Entscheidung, ein Bildungszentrum in Santa Fe, New Mexico zu gründen. 1972 kam er in Santa Fe an, eröffnete eine ärztliche Praxis und ein Dojo und begann Aikido und Orientalische Medizin als Manifestation des Kototama-Prinzips zu lehren.

Es begannen wöchentliche Vorträge über das Kototama-Prinzip und Anstrengungen zur Veröffentlichung wurden eingeleitet, die Schülerzahl stieg, und die Inanspruchnahme seiner Praxis nahm zu. Im Januar 1973 brachten Patienten von Sensei einen Gesetzentwurf zur Anwendung der Akupunktur in den Senat des Staates ein. Es war die erste Akupunktur-Gesetzgebung, die jemals in den USA beraten wurde.

Seine Heilfähigkeiten wurden weithin bekannt und es wurde nötig, dass er seinen Sohn, Katsuhara K. Nakazono Sensei, bat nach Santa Fe zu kommen, um ihm zu assistieren. Sein Sohn, ebenso ein hochgraduierter Aikido-Meister und Akupunkteur, kam 1974 in Santa Fe an. Bis 1977 hatten er und sein Sohn über 4 000 Patienten behandelt, die wegen seiner einzigartigen Behandlungsmethoden aus allen Teilen des Landes und verschiedenen Teilen der Welt kamen.

His patient waiting list grew, people were waiting two months to be seen and it was decided to teach Kototama Life Medicine on a formal basis. In the fall of 1978, he enrolled his first class at the Kototama Institute.

The Kototama Institute provided a formal education in the basics of traditional Acupuncture, a post-graduate clinical program in Kototama Life Medicine and a ten-year doctoral program for those seeking to be Doctors of Kototama Life Medicine.

Sensei Nakazono was a consultant to the Hawaiian Acupuncture Board, and was widely read in Japanese professional journals. In the spring of 1985, he returned to France at the invitation of the French Osteopathic Association and the French Aikido Federation as a guest lecturer.

In 1984, Santa Fe citizens bestowed on him the award, "Living Treasure of Santa Fe." During the 1985 Legislative session, the New Mexico State Senate honored Sensei Nakazono with the Award of Exceptional Achievement "for having inspired and directed the passage of the New Mexico Acupuncture Act, for having established schools and for the professional practice and recognition of acupuncture in this State since 1972."

Through his classes, his patients and his writings, Sensei Nakazono has asked the world to seriously study the Kototama Principle. It is for all humanity. This is the message of his life's work.

Die Warteliste seiner Patienten wuchs, die Leute warteten zwei Monate auf einen Termin und es wurde entschieden, Kototama-Lebensheilkunde auf einer formalen Grundlage zu unterrichten. Im Herbst 1978 immatrikulierte er seine erste Klasse am Kototama-Institut.

Das Kototama-Institut bot eine formale Ausbildung in den Grundlagen traditioneller Akupunktur, ein klinisches Postgraduierten-Programm in Kototama-Lebensheilkunde und ein zehnjähriges Doktoranden-Programm für diejenigen, die Ärzte der Kototama-Lebensheilkunde werden wollten.

Sensei Nakazono war Berater der Hawaiianischen Akupunktur-Kommission und wurde weithin in japanischen Fachzeitschriften gelesen. Im Frühjahr 1985 kehrte er auf Einladung der Französischen Osteopathen-Vereinigung und des Französischen Aikido-Verbandes als Gastlehrer nach Frankreich zurück.

1984 verliehen ihm die Einwohner von Santa Fe die Auszeichnung „Lebender Schatz von Santa Fe". In der Legislaturperiode von 1985 ehrte der Senat des Staates New Mexico Sensei Nakazono mit dem Preis für Außergewöhnliche Errungenschaften, „dafür, das New Mexico Akupunktur Gesetz inspiriert und seine Verabschiedung geleitet zu haben, für die Gründung von Schulen und für die professionelle praktische Tätigkeit sowie die Förderung der würdigenden Anerkennung der Akupunktur in diesem Staat seit 1972."

Über seinen Unterricht, seine Patienten und seine Schriften hat Sensei Nakazono die Welt gebeten, das Kototama-Prinzip ernsthaft zu studieren. Es ist für die ganze Menschheit. Das ist die Botschaft seines Lebenswerks.

Other Books by
Mikoto Masahilo Nakazono

- My Past Way of Budo and other Essays (1978)

- Inochi. The Book of Life (1984)

- The Source of the Present Civilization (1994)

- The Source of the Old and New Testaments (2007)

For editions in English, please contact:

Kototama Books
info@kototamabooks.com
1-505-270-4849 USA
Albuquerque, New Mexico

www.kototamabooks.com

**For editions in French and Spanish,
please contact:**

Jian Akehiko Tavernier
kototamasource.eu@gmail.com

Weitere Bücher von Mikoto Masahilo Nakazono

· Inochi. The Book of Life (1984) | Das Buch des Lebens (Englisch | Deutsch) (2021)

Ich beabsichtige, auch die anderen Bücher von O Sensei Nakazono ins Deutsche zu übersetzen:

· My Past Way of Budo and other Essays (1978)
· The Source of the Present Civilization (1994)
· The Source of the Old and New Testaments (2007)

Möchten Sie informiert werden, wenn weitere Titel auf Deutsch verfügbar sind, kontaktieren Sie mich gern jederzeit. Bei Rückfragen oder Anmerkungen zu den deutschsprachigen Ausgaben wenden Sie sich ebenfalls gern an mich.

Pierre Kynast,
Merseburg, Juni 2022

pkp Verlag
Herr Pierre Kynast
Postfach 1602, 06206 Merseburg, Deutschland
Telefon: 0049 3461 309671
Mobil: 0049 172 3552864
E-Mail: info@pkp-verlag.de

www.pkp-verlag.de